# 新型コロナの不安に答える

宮坂昌之



講談社現代新書

2657

# はじめに

新型コロナウイルス感染症（COVID-19）が2020年1月にパンデミック（世界的大流行）を起こしてからはや2年が経過し、3年目に入りました。この間、私は『新型コロナ 7つの謎』（講談社ブルーバックス）や『新型コロナワクチン 本当の「真実」』（講談社現代新書）などの著作で、免疫学や感染症学の最新の知見に基づいて、新型コロナウイルスやワクチンについてさまざまな視点から解説してきました。

最初は未知のウイルスだった新型コロナウイルスですが、分子レベルの解析が進み、その性状がかなりわかってきました。その「正体」に近づけば近づくほど、このウイルスがきわめて厄介な病原体であるという思いを強くしています。

新型コロナウイルスは、致死率が90％にも達するエボラ出血熱のような凶暴な病原体ではありません。感染しても致死率は数％以下で、病原性はそれほど強くありません。しかし、きわめて感染性が高く、あっという間に全世界に広がりました。

感染すると、多くの人は軽い肺炎ぐらいですみますが、高齢者は重症の肺炎を起こすことがあります。また、心血管疾患や糖尿病、慢性閉塞性肺疾患（COPD）、腎疾患などの持病がある人に感染すると10％近い致死率を示すことがあります。つまり、このウイルスは、若い世代には多くの場合「普通の風邪」ですが、高齢者や持病がある人たちにとってはそうではなく、むしろ、獰猛《どうもう》で容赦がないといっていいでしょう。このように世代や個人の属性によって、新型コロナウイルス感染症（COVID－19）の病原性が著しく異なります。さらに、この病気は症状が出る2～3日前から、他人にうつるようになります。このために知らないところで感染し、それが知らずに周囲に広がるため、感染対策をいっそう難しくしています。

2022年3月21日時点で、確認されているだけで感染者の累計は4億7107万人、死者は610万人に達しました（アメリカのジョンズ・ホプキンス大学調査）。未確認の感染者や死亡者を含めれば、その被害はさらに甚大です。20世紀以降で起きた感染症としては、累計4000万～5000万人が死亡したスペイン風邪、20年間で2500万人が死亡したエイズにつぐ規模です。

COVID－19は若い世代では病原性が低いといわれますが、注意すべきは、脱毛症や味覚・嗅覚障害、疲労感、集中力欠如、記憶力低下などの後遺症が残るリスクがある点です。程度については個人差がありますが、感染者の10～20％近くに後遺症が残るとの調査報告もあります。なかには脳の一部に萎縮が見られることもあります。「若い人にとってコロナはただの風邪」と主張する人がいますが、決して侮《あなど》れません。

パンデミック発生から1年以内にワクチンが開発されましたが、残念ながら感染には歯止めがかかっていません。ワクチン接種が進んでいるイギリスやドイツ、フランス、アメリカでは接種が進むにつれて一時的には感染が収まりかけるのですが、変異株[※1]が出現するたびに新たな流行が繰り返し起きており、収束にはほど遠い状態です。

日本は先進国のなかではワクチン接種に出遅れたものの、世界でも類を見ないハイペースで接種が進み、総人口の約8割がワクチンを2回接種しました（2022年3月21日時点で総人口の79・3％が2回接種）。日本人の生真面目な国民性もあり、感染が収束方向に向かってからもマスク着用、3密（密集、密接、密閉）回避、通風・換気の励行などの感染予防策を続けたこともあり、いったんは広まりかけたデルタを見事に封じ込めることに成功しました。

しかしながら、ホッとしたのも束の間、南アフリカで同定された新しい変異株「オミクロン」（B.1.1.529とも呼ばれます）が日本にも侵入してきました。瞬く間に感染を広げて、2022年1月末には過去最悪レベルの感染爆発に見舞われました。ようやく「夜明け」が見え始めたと思ったら、再び長い暗闇のトンネルに突入したかのようです。

オミクロンには、ウイルス表面にあるスパイクタンパク質と呼ばれる突起部分に30ヵ所以上の変異が生じています。その結果、第5波で猛威を振るったデルタよりもさらに感染

※1　「変異株」という言葉は「Variant」の日本語訳ですが、本来は変異ウイルスとか変異体のほうが正しい使い方です。ただし、本書では、一般に使われている「変異株」を用いています。個別の変異体については、原則として「デルタ」「オミクロン」のように記載します

力が強まりました。

オミクロンが「難敵」かもしれないと思わせるのは、その変異の程度が他の株よりずっと高い点です。しかも、変異の多くがウイルスのスパイクタンパク質中のＲＢＤ（receptor binding domain：レセプター結合領域）という領域に生じています。スパイクタンパク質における30個の変異のうち20個はＲＢＤに集中しています。

ＲＢＤはウイルスがヒトの細胞にとりつくために必要な領域で、ここに変異が入ると、ウイルスの感染性が強くなったり（弱くなることもありますが）、あるいはこれまで効いていたワクチンや抗体カクテル製剤が効かなくなったりします。実際、既存のウイルス株による重症化の予防に高い効果がある抗体カクテル（ロナプリーブ）がオミクロンではほぼ効かなくなっています。

加えて、高い感染予防効果を持つはずの新型コロナのｍＲＮＡ（メッセンジャーＲＮＡ）ワクチンでしたが、接種から半年程度経つと、効果が徐々に弱まってくることがわかりました。すでに日本人の多くが２回目接種から半年以上が経過しており、オミクロンに対する感染予防効果が大きく落ちている可能性があります。こうした状況で感染爆発が起きると、社会の中で飛散するウイルスの量が飛躍的に上がるので、感染するリスクが高まります。

しかし悲観すべき材料ばかりではありません。オミクロンに対しては、ワクチンは引き続き高いレベルの重症化予防効果を維持しています。

またワクチンの追加接種によってオミクロンに対する中和抗体が40倍ぐらい増えて、減弱した感染予防効果が高まるという報告もあります。追加接種によって中和抗体を作るB細胞以外の免疫細胞も活性化されるので、オミクロンの発症や重症化リスクを下げることができます。

過去最悪レベルの感染を目の当たりにして、皆さんにはさまざまな不安や疑問が湧いていると思います。

・オミクロンはどの程度の感染力、病原性があるのか。
・追加接種により、どれだけ感染予防効果や重症化予防効果が改善するのか。
・追加接種の副反応は、1、2回目に比べてどうなるのか。
・追加接種のワクチンは、ファイザー製とモデルナ製のいずれがよいのか。
・オミクロンに対応した改良型ワクチンが開発されるまで接種を控えるべきか否か。
・追加接種によって将来予期せぬ後遺障害が出ることはないのか。
・11歳以下の子どもに対してもワクチンを接種してもよいのか。

・いったいいつまでワクチンを打ち続けなければならないのか。
・メルク社やファイザー社が開発した経口抗ウイルス薬はどの程度有効なのか。
・さらに感染性や病原性が強くなる変異ウイルスが登場することはないのか。

本書では、執筆時点で得られる最新の科学的エビデンスをもとに、こうした疑問や不安に対してできるだけ客観的に解説していきます。

オミクロンやその他の変異株の動向はめまぐるしく変わるので、今後どのような展開をたどるのかはわかりませんが、追加接種が進み、従来同様の感染予防策を粘り強く続けていけば、いずれ感染は収束方向に向かうはずです。

ただし、ウイルスが突然変異をするのは必然的なことであり、今後も新しい変異株が次々に登場するのは避けられません。すでにオミクロンは「BA.1」「BA.2」という二つの亜型に分かれています。デンマークなどで置き換わりが進んでいる「BA.2」は、2022年1月〜2月に第6波を引き起こした「BA.1」よりも感染性が高いと警戒されています。

新型コロナウイルスが全世界に広まっている一方で、いまだに世界の約半数の人たちがワクチン未接種であることを考えると、短期間にパンデミックが収束することは考えにくく、長期戦を強いられるはずです。しばらくは、さまざまな性質を持った変異ウイルスが入れ代わり立ち代わり登場することを覚悟しなければなりません。新型コロナウイルスの命名にはギリシャ文字が使われているため、オミクロンの次には、パイ、ロー、シグマ、タウ……などが続々と登場するでしょう。

新型コロナとの闘いがどこまで続くのかと気が遠くなりますが、私たちにはワクチンという「武器」があります。特に、mRNAワクチンは、パンデミック発生当初の武漢株に対して90％以上という驚異的な感染予防効果を発揮しました。変異株に対しては、感染予防効果が若干低下しましたが、それでも重症化予防効果に対しては高いレベルを維持しています。また、従来よりも負担の少ない噴霧型ワクチンや幅広い変異種に対応できるワクチンの研究も進んでいます。

mRNAワクチンは、標的とするウイルスの塩基配列さえわかれば、すぐに製造できるので、従来の不活化ワクチンに比べて短期間に改良して次世代型のものを製造できます。もちろん、実用化前には十分な臨床試験が必要です。それまでは、従来型ワクチンの追加接種とマスク着用などの感染予防策などを併用して時間を稼ぐことになります。

ただし、このような逐次作戦はイタチごっことなる可能性があります。世界のいずれかで大規模な流行が継続している限り、流行している変異株に対応した新しいワクチンを開発しても、次から次に新たな変異ウイルスが登場するからです。根本的な解決のためには、世界中にいる約34億人のワクチン未接種者にもできるだけ短期間で接種を進めて、全世界で感染を収束させる必要があります。世界的な流行が収まれば、ウイルスの増殖のスピードが弱まり、新たな変異が発生する確率が下がります。新たな変異ウイルスの台頭を抑えることができれば、ようやくパンデミックを収束できるはずです。

日本だけ感染を収束させたとしても、世界で流行が続いている限り、オミクロンのときのように、いずれ日本も変異ウイルスの流行に襲われることになります。自分だけ、自国だけがよければいいというアプローチでは新型コロナウイルスとの闘いに勝つことはできません。

ワクチン接種に反対する人たちのなかには、感染予防策を放棄して、自然感染にまかせて集団免疫を獲得することによってパンデミックを収束できると考える人もいますが、私は否定的です。自然感染によって獲得できる免疫の質は高くないうえに持続期間も短いため、次から次に変異株が登場する状況では集団免疫はいっこうに成立しないからです。一方で制御できない感染爆発によって多くの方が命を落とすでしょう。わずか2年で、全世界で約６００万人が命を落としたという事実を忘れてはいけません。

私はワクチンなくして新型コロナウイルスとの闘いを収束させることはできないという

考えですが、ワクチンを忌み嫌う方々の懸念も理解できる部分があります。

新型コロナワクチンには未知の部分も多く、ワクチン接種時に多くの方に発熱や腕の腫れなどの副反応が生じます。発生頻度はきわめて低いもののアナフィラキシーショックや心筋炎・心膜炎などの重大な副反応が起きることもあります。リスクは決して高くはありませんが、ゼロではありません。しかし、ワクチン接種によるメリットは、接種によるデメリットをはるかに上回ることがわかっています。世界中の科学者たちが積み上げた科学的エビデンスはワクチン接種の有効性を雄弁に語っています。

私は、反ワクチン派の方々の著作や論文にも多数目を通しましたが、その主張の大部分はデータの裏付けのない仮説や強引な解釈です。科学コミュニティからはほとんど支持されていません。もちろんワクチン接種に慎重な意見も重要ですし、新型コロナにはいまだ解明されていない謎も数多く存在し、いまなお絶え間なく変異を続けています。予断を持つことなく、すべての危険性に真摯《しんし》に向き合うべきです。ただし、そのためには確固たるデータの裏付けが必要であり、それをもとにした冷静な議論が必要です。

ひとたび反ワクチンの思考に凝り固まってしまうと、ワクチンの有効性を示すデータを見てもそれが信じられなくなってしまいます。なかには、科学者たちが発表するデータは、製薬会社と癒着した科学者の捏造や陰謀で、不都合なデータを隠蔽していると考える方もいますが、そのような思考パターンに陥ってしまうと、私たちがいくら科学的なエビデンスを提供しても説得は不可能です。

免疫学者として50年以上にわたって基礎ならびに臨床研究を続けてきた立場から言わせていただくと、世界中の科学者が結託して、ワクチンに有効なデータを捏造するようなことは断じてありません。科学者はデータに対してきわめて誠実です。ワクチンの有害性が裏付けられるデータがあれば、躊躇することなくその危険性をいっせいに公開するはずです。科学者が魂を売ることはありません。

本書の執筆にあたって、私は『Nature』『Science』『Lancet』『New England Journal of Medicine』『JAMA』など信頼できる科学・医学論文誌に掲載された新型コロナ関連の最新論文や世界の公的機関の最新データに毎日目を通し、免疫や感染症学の専門家たちと意見を交換して、常に情報をアップデートしてきました。

しかしこうしたデータは日々更新されています。また日々の感染動向は、めまぐるしく変動します。流行している変異ウイルスの性質、ワクチンの接種状況、感染予防策の徹底度、日々の感染状況、生活習慣や季節のイベントなどさまざまな要素が相互に複雑に影響しており、専門家であってもその正確な予測は困難です。執筆にあたってはその時点の最新データをもとにしましたが、書籍の性質上、刊行後は情報が徐々に古くなっていきます。できるだけ内容が古びない本質的な記述を心がけましたが、細部ではリアルタイムの感染動向や最新の科学的な知見とのズレが生じる可能性があります。

そこで今回は、新型コロナウイルスやワクチンに関する最新状況をアップデートするホームページを作りました。こうした情報を参考にしていただけますと幸いです。

https://gendai.ismedia.jp/list/author/masayukimiyasaka

宮坂昌之

# 目次

## 第7章 ワクチン接種によって将来予期せぬ問題が発生することはないのか？ —— 171



## 第8章 フェイクニュースの「からくり」を見抜く —— 193

## 第9章 Q&A 新型コロナの疑問に答えます 221



## おわりに 267

# 第1章

# オミクロンは本当に恐るるに足りないのか？

本章では次のような不安・疑問が解決します

Q. オミクロンは病原性が低くて安全は本当か？

Q. ワクチン接種で感染・重症化をどこまで防げるのか？

Q. ワクチン接種で平穏な日常は戻ってくるのか？

Q. ワクチンがまったく効かない変異株は登場するのか？

## 1-1　オミクロンは他の変異株とどこが違うのか？

オミクロンは、新型コロナウイルスの新しい変異株の一つです。２０２１年11月26日、WHO（世界保健機関）が、アルファ、ベータ、ガンマ、デルタについで、新型コロナウイルスの５つ目の「懸念される変異株（VOC）」に指定をしました。

オミクロンは、２０２１年11月24日に南アフリカではじめて同定されましたが、実際はそれより前から発生していて、11月初旬には欧米諸国に持ち込まれていたようです。現在、この株による感染は、欧米や日本のみならず、世界中で急激に広がっています。その広がり方を見ると、明らかにこれまでの変異株よりずっと高い感染性を持っています。

最近は、さらにオミクロンの亜株と思われるものが出現しています。オミクロンは中国でもともと見つかった武漢株に由来しますが、アルファやデルタから分かれてきたのではなく、独立の変異株です。それがさらに、現在はBA．1とBA．2という二つの亜株に分かれています。最初に日本で流行した亜株はBA．1で、BA．2は別系統のものです（図1-1）。BA．2はデンマークで流行が始まり、同国ではBA．1から置き換わりつつあるようです。日本で市中感染が確認されており、少し心配な亜株です。

オミクロンの病原性は、後にも述べますが、一部のデータではそれほど高くないようで

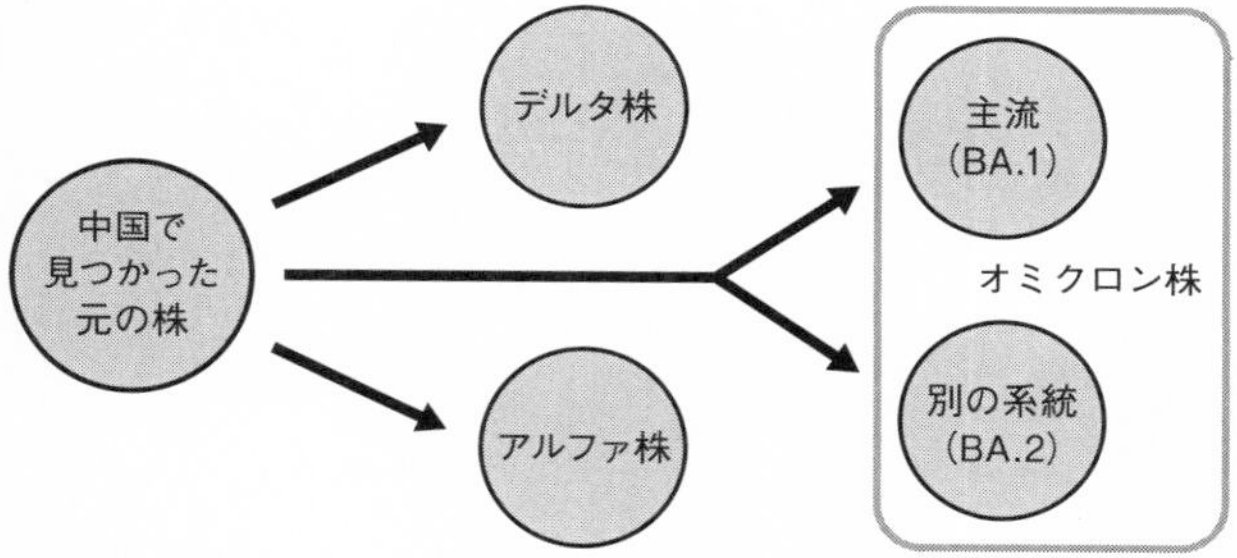


**図1-1　オミクロンはデルタやアルファ変異株とは独立に変異を重ねてきた別系統**

す。しかし、2022年1月25日時点では、この株のためにイギリスで1日約400人が亡くなっています。この時点での同国の感染者数は1日10万人ぐらいなので、死亡率はおおよそ500人に2人ぐらいで、これまでの株より低いように見えます。しかし、積算死者数を計算すると、とんでもない数になります。たとえばもしこの流行がこのまま続けば、1週間で2000人以上、1ヵ月で9000人近い死者がイギリスから出ることになります。

イギリスの新型コロナによる全死者数が約2年で約15万人、月平均の死亡者数が6250人ですから、このペースが続けば、死亡者数は約1・5倍以上増える可能性があるのです。つまり、たとえオミクロンの病原性が少々低かったとしても、侮ったら大変なことになる可能性があります。

これに対して、日本の「識者」の中には「オミクロンは病原性が低いので、感染が広がっても大丈夫。そのほうが社会の中に免疫が生まれ、結果として、オミクロンが『生ワクチン』として機能するかもしれない。つまり、オミクロンはかえって社会にとって『福音』となるかもしれない」というような楽観的なことをおっしゃる方がいます。

でも、もし日本がイギリスのようになったらどうするのでしょうか？　もし感染する力がこれまでの株のたとえば10倍であるとすれば、たとえ病原性が5分の1だったとしても、亡くなる人の数が以前よりも多くなります。少々、病原性が低いとしても、感染性の強い変異株の場合には、社会に大きな被害を与えることになる可能性があるのです。「大丈夫」という保証のないなかで、一部のデータに依存してリスクを冒すのは、私には得策とは思えません。オミクロンは、あとでしまったということのないように、当面は十分に注意して対処すべきです。日本では懸念したほどの株でないということがいずれはっきりと見えてくれれば、その時点で速やかに対策を切り替えればいいのです。

それでは、オミクロンは他の変異株とどこが違うのでしょうか？　一番は遺伝子レベルでの変異の多さです（図1-2）。これは他の変異株にない大きな特徴です。ウイルス遺伝子全体で40個以上、感染に一番大事な働きをするスパイクタンパク質だけでも約30個の変異が遺伝子上に存在します。そして、なんとそのうちの半分以上（約20個）の変異が、スパ

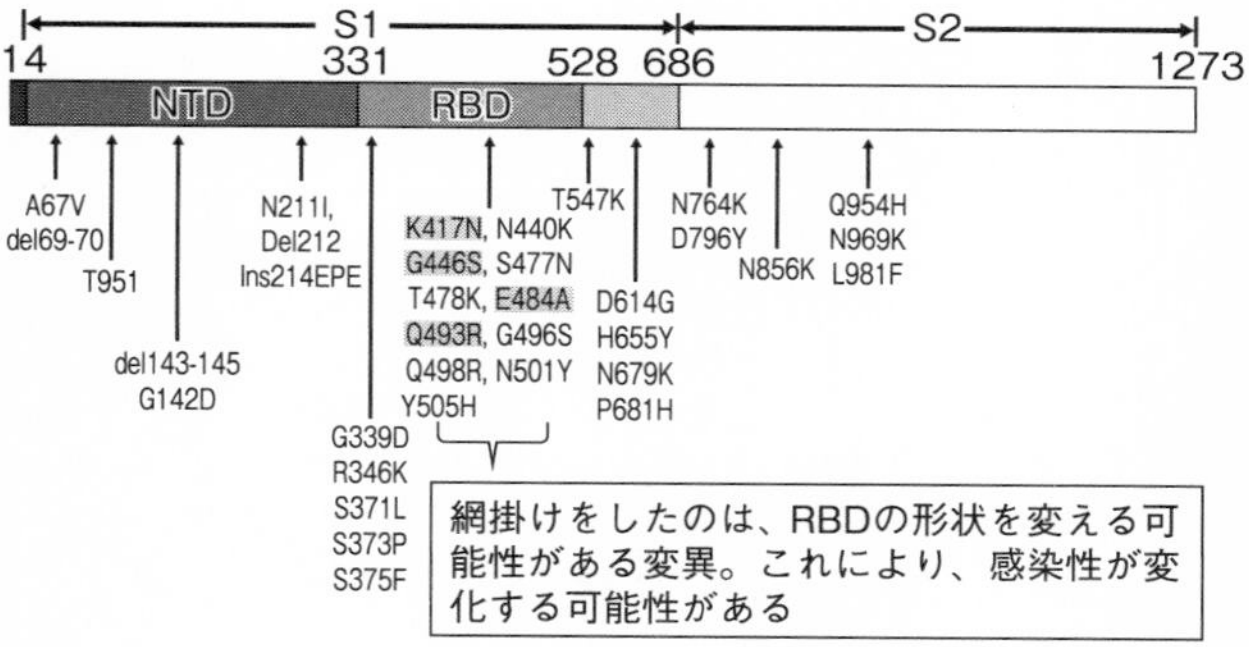


**図1-2　オミクロンはスパイクタンパク質の中のRBD領域に多数の変異を有する**

新型コロナウイルスのスパイクタンパク質は、ウイルス表面から飛び出るいわば小突起で、1273個のアミノ酸残基からなる（1〜1273）。スパイクタンパク質は、S1とS2の２つの領域からなる。S1にはN末端領域（NTD）とレセプター結合領域（RBD）があり、RBDが新型コロナウイルスが感染する際の受容体であるACE2に結合する。これによりウイルスが細胞内に移動し、増殖が始まる。オミクロンでは、スパイクタンパク質遺伝子中に30個以上の変異があり、そのうちの約20個がRBD領域に集中している。そのうちのいくつかはRBDの立体構造の変化に直接的に関わる。

図では、実際に変異が入っている部位を示す。E484Aとは484番目のアミノ酸がグルタミン酸からアラニンに変わる変異である。ちなみに、アミノ酸には20種類あり、次のように一文字表記される。

A：アラニン、G：グリシン、M：メチオニン、S：セリン、C：システイン、H：ヒスチジン、N：アスパラギン、T：トレオニン、D：アスパラギン酸、I：イソロイシン、P：プロリン、V：バリン、E：グルタミン酸、K：リシン、Q：グルタミン、W：トリプトファン、F：フェニルアラニン、L：ロイシン、R：アルギニン、Y：チロシンイクタンパク質のヒトの細胞に結合する領域であるRBD（receptor binding domain: レセプター結合領域）をコードする遺伝子に集中しています。そして、このためにRBDの立体構造が従来の株とは少し違っているようです。

その結果、新型コロナの重症化予防に有効とされていた一部の抗体医薬（ヒトモノクローナル抗体：通常、RBD領域の一部に結合する）がオミクロンに結合しにくくなっていて、治療効果が下がってきています。たとえば、アメリカのリジェネロン社と日本の中外製薬が共同で出している抗体カクテル「ロナプリーブ」は、オミクロンに対する中和活性が低くなってしまい、オミクロン感染者の治療には適さないことが、最近わかっています（ただし、日本ですでに認可を受けている抗体医薬「ゼビュディ」〈ソトロビマブ〉は中和活性があり、オミクロンの治療に使えます）。また、これまでにmRNAワクチン接種を受けた人に由来する血清も、オミクロンに対する中和活性がかなり低いことがわかっています。これらのことから、テレビや新聞で、オミクロンはわれわれの免疫反応を回避する怖い株であり、ワクチンがさっぱり効かない可能性がある、というようなことを言う「識者」がいます。しかし、これは話を膨らませすぎ、煽《あお》りすぎで、とてもそこまでは言えません。

中和抗体は、新型コロナウイルスに対する防御免疫において非常に重要ですが、中和抗体が決してすべてではありません。ワクチンを接種すると、中和抗体以外にも多様な抗体

| | 2021/9/1〜10/30<br>デルタの占有率<br>90%以上 | 2021/11/15〜12/7<br>オミクロンの占有率<br>60〜90% |
|---|---|---|
| ファイザー製<br>ワクチンの有効率<br>（入院予防効果） | 93（90-94）% | 70（62-76）%<br>S-gene target failure*<br>の人に限っても<br>69（48-81）% |

**図1-3　ファイザー製ワクチンの追加接種によりオミクロンに対する中和抗体が増加する**

2021年9月1日〜10月30日（この時期はデルタが全体の90％以上を占めていた）と同年11月15日〜12月7日（この時期はオミクロンが全体の60〜90％）の2つの時期でのワクチン有効性を比較することにより、デルタとオミクロンに対するワクチン効果を調べた。

＊S-gene target failureとは、オミクロンで特徴的に見られるPCR検査結果のことで、これを示す人のほとんどはオミクロン感染者である（オミクロンでは、S遺伝子〈69-70〉に欠失があるので、S遺伝子を検出するPCRではオミクロン変異株感染者は偽陰性となる。これをS-gene target failureとよぶ。この場合は、オミクロン変異株感染であると暫定的判定をして、ゲノム解析で最終確認をする）

南アフリカでの調査結果を抜粋したもの（Collie S et al., *New Engl J Med*, Dec 29, 2021. DOI: 10.1056/NEJMc2119270）

が形成され、さまざまな防御免疫に働きます（第4章参照）。

さらに、ワクチン接種によって増える新型コロナ反応性のT細胞は、変異の程度にほぼ関係なく種々の変異株に対して反応することがわかっています[※1]。このため、現在使われているmRNAワクチンはオミクロンに対して、若干、感染予防効果は下がっているものの、重症化を予防する効果はかなり強く保たれています。

そのことをはっきりと示すのが図1-3です。『New England Journal of Medicine』の2021

※1　https://doi.org/10.1101/2021.12.20.21267877

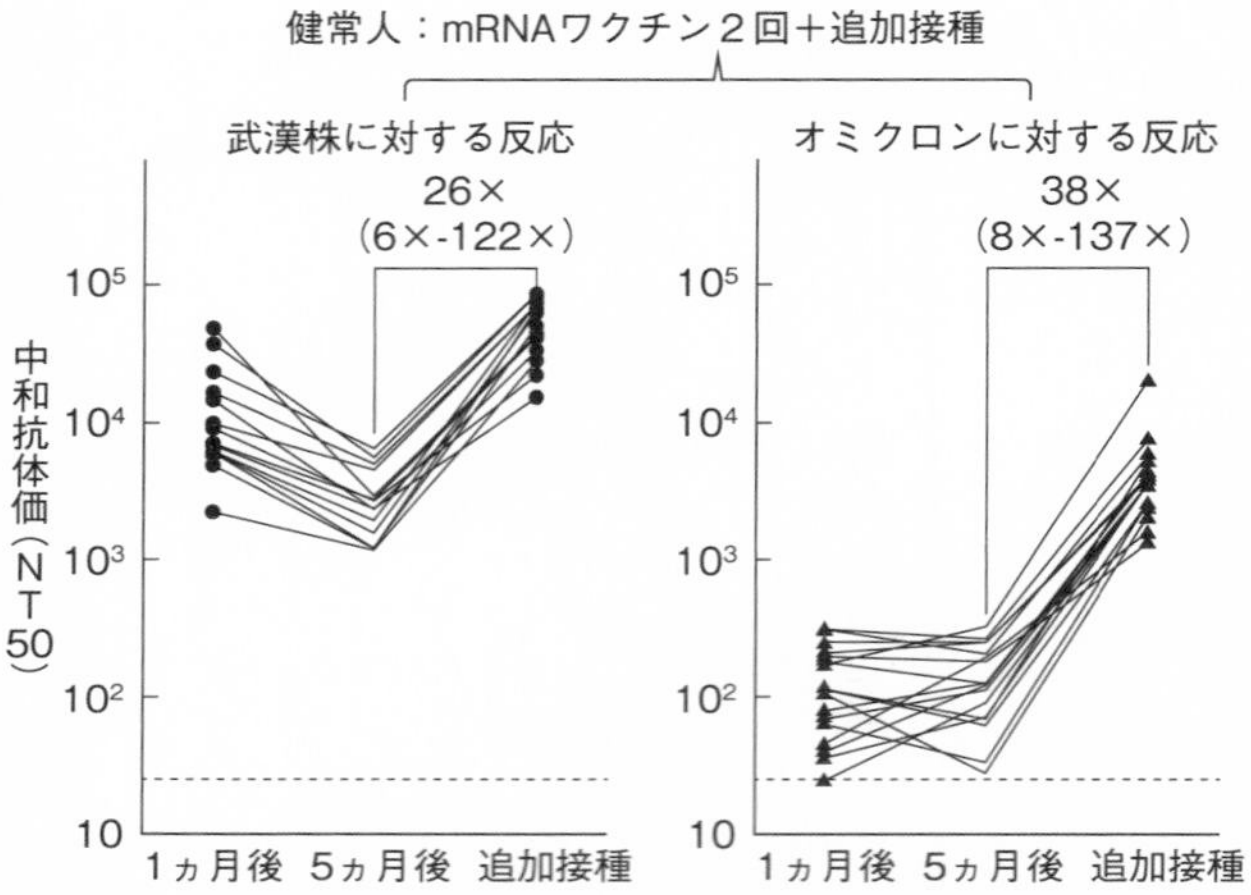


**図1-4　ファイザー製ワクチンの追加接種によりオミクロンに対する中和抗体が増加する**

mRNAワクチン２回接種の１ヵ月後、５ヵ月後に武漢株（図左）とオミクロン（図右）に対する中和抗体価を測定した。その後、mRNAワクチンで追加接種を行い、その約１ヵ月後に再度、中和抗体価を測定した（Schmidt F et al., *New Engl J Med*, Jan 6, 2022）

年12月29日号に出た報告です。南アフリカでは2021年9月から10月末まではデルタが流行していて、このときのファイザー製ワクチンが感染者の入院阻止に関する有効率は93％でした。これに対して、11月半ばから12月にかけてはオミクロン感染が増え、全体の感染者の60～90％を占めていましたが、このときの入院阻止に関するワクチンの有効率は約70％でした（図1-3）。つまり、オミクロンに対しては、ワクチンの感染予防効果は少し下がっています

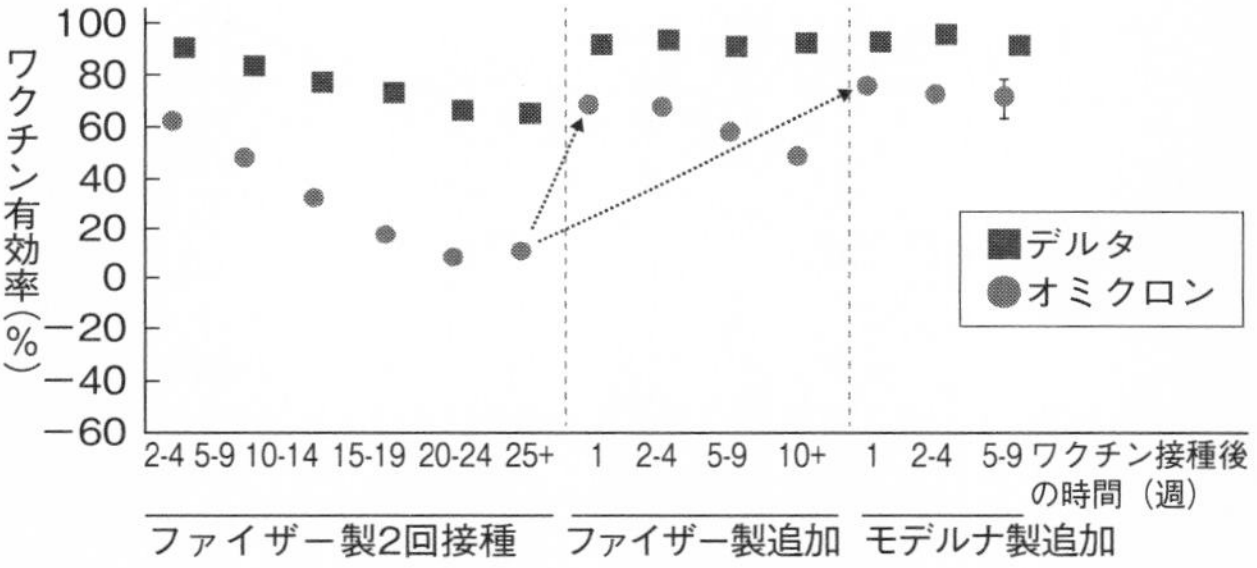


**図1-5　mRNAワクチンの発症予防効果はオミクロンに対しては下がるが、追加接種により上昇する**

2021年12月31日のイギリス保健安全保障庁のデータ。ファイザー製ワクチン2回接種後に見られたワクチンの発症予防効果を有効率として表し、デルタとオミクロンに対する効果を比較した。その後、ファイザー製あるいはモデルナ製ワクチンで追加接種を行い、ワクチン有効率をさらに比較した

が、入院を阻止する力はかなり残っています。

また、同じく『New England Journal of Medicine』の2022年1月6日号には南アフリカの医師グループから、mRNAワクチンの追加接種によってオミクロンに対する中和抗体が40倍ぐらい増えることが示されています（図1-4）。この効果がどのぐらい続くかはわかりませんが、中和抗体がこれだけ増えるということは中和抗体以外の抗体やT細胞も活性化されているはずで、重症化を防ぐためにかなり有効であり、少なくとも一定期間は感染防止にも働くと思われます。

実際、そのことをリアルに示しているのが2021年12月に出たイギリス保健

安全保障庁のデータです（図1-5）。図の左半分ではファイザー製ワクチン2回接種の場合には、有効率が6ヵ月間でかなり下がり、デルタでは最初90％近くだったのが60％程度に、オミクロンでは65％程度から約10％に大きく減少していることが示されています。

図の右半分では、ファイザー製あるいはモデルナ製ワクチンで追加接種をすると、ワクチンの有効率が大きく回復することを示しています。モデルナ製のほうが若干ファイザー製よりは追加接種効果が高いことがわかります。まとめると、オミクロンに対しては、ファイザー製ワクチン2回接種直後は60％ぐらいの有効率があるのですが、6ヵ月の間に大きく下がります。しかし、追加接種で大きく上昇します（図1-5）。

さらに、最近のデンマークの結果[※2]でも、ワクチンの追加接種でオミクロンによる感染が半減し、家庭内感染の場合、ワクチン接種者は未接種者に比べて他の家族を感染させる割合が6割少なくなっていたとのことです。つまり、追加接種には感染の広がりを止める効果があることがわかります。

したがって、オミクロンはワクチンが効かない怖い株、という考えは誤りです。たとえワクチンの感染予防効果が下がっても、重症化予防効果はかなり残っていて、さらに、追加接種によってさらにその効果が強くなります。これまでに2回のmRNAワクチン接種を受けた人たちはいずれ追加接種、すなわち3回目の接種を受けることが望ましいと思い

※2　*Science*; doi: 10.1126/science.acz9940

ます。

## 1-2 感染力の高まったオミクロン

感染症の世界では、最初に感染した人が次の人に感染させるまでの期間のことを世代時間（generation time）といいます。感染症の広がりを示す重要なパラメーターです。新型コロナウイルスの場合、デルタまでは世代時間が約5日といわれてきましたが、オミクロンでは約2日と明らかに短くなっています。[※3] また、感染者数が倍増するまでに要する倍加時間（doubling time）も、各地の毎日の感染者数の推移を見れば、短くなっていることが一目瞭然です。さらに、ウイルスに感染してから症状が出るまでの潜伏期間も2・9日とこれまでの変異株よりやや短くなっています[※4]（アルファで3・4日）。そして、他の変異株と同様に、発症前に他人にうつすと考えられています。

つまり、オミクロン株は、これまでの変異株に比べて、より感染性が高く、より短い時間でより多くの人に感染を広げることがわかってきました。そして発症に気が付いたときには他人にうつす能力を持っているのですから、知らないうちに感染がどんどん広がるということになります。

※3 *bioRxiv*; doi: https://doi.org/10.1101/2022.01.02.474743
※4 *medRxiv*; https://doi.org/10.1101/2022.01.03.21268111

## 1-3　病原性は低くなったが侮れないオミクロン

次にオミクロンが実際に病気を起こす力や重症化を起こす力、すなわち病原性はどうなのでしょうか？

東京大学医科学研究所の河岡義裕博士の研究グループは、マウスやハムスターに実験的にデルタあるいはオミクロンを感染させて、それぞれの変異株の病原性を調べています。ハムスターでもマウスでも、新型コロナの実験的感染が進むと体重が大きく減るのですが、オミクロンの感染ではこれまでの株に比べて体重減少の程度が軽く、肺でのウイルスの増え方がずっと少ないことがわかっています。ヒトの場合、オミクロンは主に上気道で増え、肺炎の症状はあまり見られません。これとほぼ同様の結果がマウスでも得られているとのことです。

さらに、イギリスからの報告では、オミクロンはヒトの細胞内へこれまでとは少し違う入り方をするようです。査読前論文に発表された試験管内の実験結果[※5]では、次のような結果が出ています。まず、もとの新型コロナウイルス（いわゆる武漢変異株）やこれまでの変異株は、ヒト細胞上のＡＣＥ２という分子に結合し、その後、ウイルス表面のスパイクタンパク質の一部がTMPRSS2という分子（ヒト細胞上に存在するタンパク分解酵素の一種）によっ

※5　https://www.nature.com/articles/s41586-022-04474-x

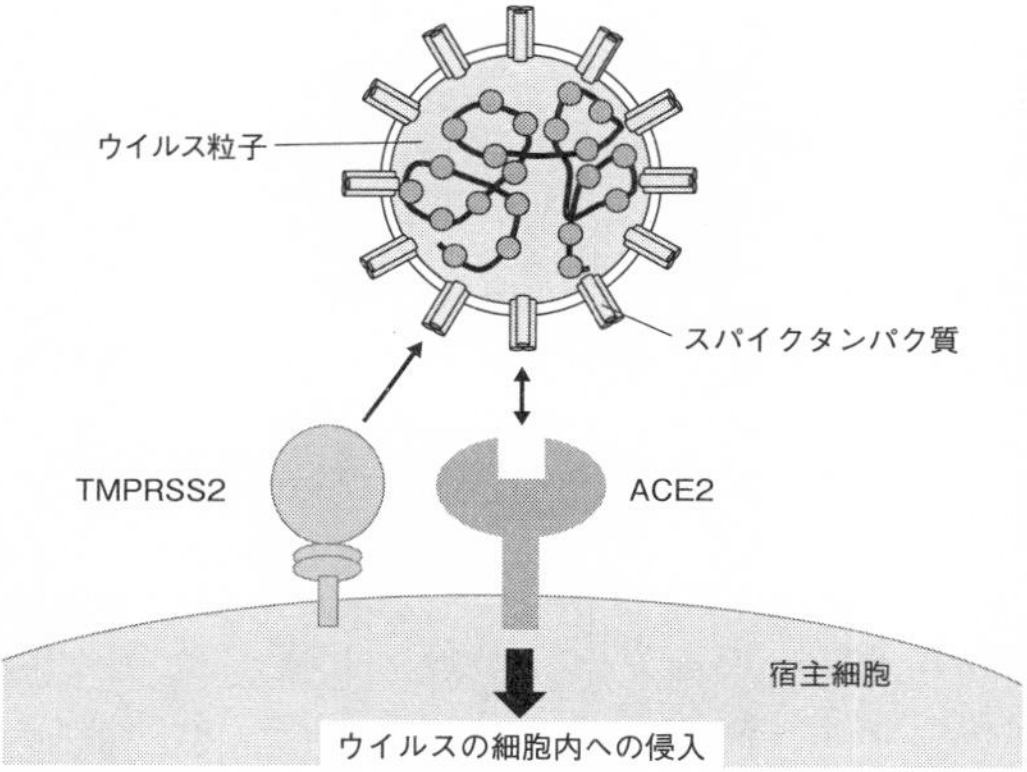


**図1-6　新型コロナウイルスの細胞への侵入**
(『新型コロナ　7つの謎』(講談社ブルーバックス) より転載)

て切断されます(図1-6)。すると、ウイルス粒子はヒト細胞膜と融合する能力を獲得し、その結果、ウイルスが細胞内に入り込み、増殖を始めます。これが「ウイルスによる細胞感染」というプロセスです。すなわち、これまでの新型コロナウイルス株はACE2とTMPRSS2という二つの分子に力に頼って細胞内に入り、増殖をします。

これに対して、オミクロンは、最初のACE2への結合という段階までは同じなのですが、その後はエンドサイトーシス(細胞内取り込み)というプロセスによって細胞内小胞のエンドソームの中に入り込みます(図1-7)。これだけだと増殖はできないのですが、エンドソーム内のカテプシンというタンパク質分解酵素の働きを受けて、エンドソームか

| これまでの新型コロナウイルス | オミクロン |
|---|---|
| ACE2/TMPRSS2依存的に細胞内に侵入＝感染 | ACE2依存的、TMPRSS2非依存的に細胞内に侵入＝感染 |
| ヒト細胞上のACE2に結合 | ヒト細胞上のACE2に結合 |
| ⇩ | ⇩ |
| ヒト細胞上のタンパク質分解酵素TMPRSS2がスパイクタンパク質の一部を切断 | エンドサイトーシス（細胞内取り込み）というプロセスで細胞内小胞エンドソームに入る |
| ⇩ | ⇩ |
| ウイルス粒子がヒト細胞膜と融合してその結果、ウイルスが細胞内に移動 | タンパク質分解酵素カテプシンの働きでウイルス粒子が細胞質に移動 |
| TMPRSS2は肺に多く、上気道には少ないので、このような現象は肺で起こりやすい？<br>感染細胞が合胞体形成をして感染が広がっていく？ | 上気道ではTMPRSS2が少ないが、ACE2は発現しているのでこのような現象が起こりやすい？<br>感染細胞が合胞体形成をしにくく、感染が広がりにくい？ |

**図1-7　オミクロンはこれまでの株と比べて細胞への入り方や感染後の広がり方が違うらしい**

これまでの新型コロナウイルスとオミクロンについて、細胞内への侵入の仕方とその後起きる細胞内の現象を比較して示した

ら細胞質に移動して、そこで増殖を始めます。

つまり、オミクロンは、TMPRSS2に頼ることなく、もっぱらACE2を使って細胞内に入り、増殖をするのです。そして、このイギリスからの論文では、「TMPRSS2という酵素は肺に多く、上気道（喉、鼻など）には少ないので、これまでのウイルス株は肺に感染を起こしやすかったが、一方、オミクロンはTMPRSS2がなくても感染できるので、気道の入り口で感染をしやすい」のではないかと推測して

います。

これ以外にも、これまでの新型コロナウイルス株では細胞に感染すると細胞がおたがいに融合をして（「合胞体形成」をして）感染が広がっていくのですが、オミクロンではこの合胞体形成がほとんどなく、これも、この株では体内で感染が広がりにくい理由の一つかもしれないと推測されています。

以上の結果を見ると、オミクロンはこれまでの変異株よりも肺で増えにくく、病気の進行度も低いようで、病原性はあまり高くないように見えます。ただし、ウイルスが上気道で増えやすいということは、気道からウイルスを放出しやすいことにつながり、そのために他人に感染させる能力が高まるということにつながる可能性もあります。しかし、動物実験で得られた結果が必ずしもヒトで再現されるとは限らないので、ここは注意して考えるべきことです。

最近の海外での臨床データを見る限りでは、感染初期では症状が軽く、多くの人が軽症ですむことが多いようです。しかし、一つ気を付けるべきことがあります。それは、感染初期ではどの変異株でも若い人たちが先に感染する傾向にあります。一方、若い人たちは免疫力が一般に高いので、たいていは感染しても軽症ですみます。したがって、初期の臨床データは参考にはなりますが、すべてを表しているとは限らないので、要注意です。

また、動物実験では常に一定の年齢、特に免疫力の高い年齢で実験をしますが、人間社会では若年者から高齢者までいろいろな年齢の人や、いろいろなレベルの免疫力の人がいます。したがって、先に述べたように「動物実験で得られた結果は、必ずしもヒトで再現されるとは限らない」のです。さらに、ヒトの場合、ケージに入っている実験動物とは違って、外出して外の人と交流をします。もし、オミクロンに感染してもあまり強い症状が出ないとすると、感染者が気づかずに外出し、人と交流し、そのために感染が広がる可能性もあります。たとえ個人レベルでの病状が軽くても、かえってそのために気づかずに外で活動をし、個人から集団へと感染が広がる可能性もあるのです。

一方、最近の海外の臨床データや動物実験のデータを見て、「オミクロン感染は日本にとって福音かもしれない」ということをおっしゃる方々がいます。その理由として、「オミクロンは感染性は高いが病原性が低いので、社会の多くに感染が及んでも集団免疫ができるだけで、大きな被害は及ぼさない可能性が高い」と考えておられるようです。しかし、本当にそうなるという保証はまったくありません。

先にも述べたように、感染性が高いと感染者が急に増え、次第に重症者が増えてくることが大きな問題で、それがアメリカの大都市で実際に起きているのです。２０２２年1月9日号の『New York Times』の記事によれば、ニューヨーク、ボストン、シカゴのいずれで

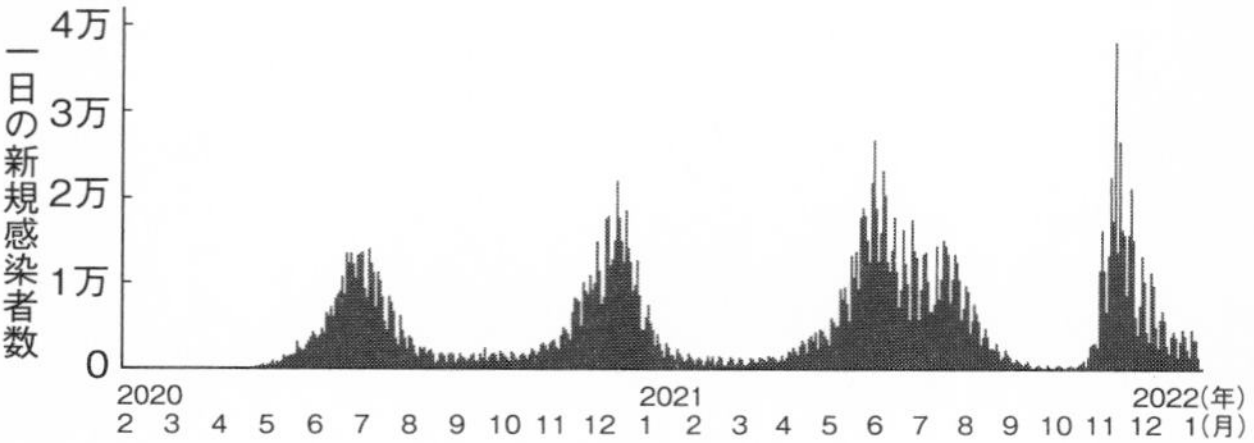


**図1-8　南アフリカの一日当たり新規感染者数の推移**
（Worldometerのデータをもとに作製）

も、オミクロン感染者の急増とともに重症者、死亡者が実際に急増しています。さらに、worldometer[※6]のデータでは、1月30日の時点で、全米でなんと一日約3000人もが亡くなっています。3月に入り、一日1000人台にまで減少していますが、まだまだ油断できる状況ではありません。

その一方で、オミクロンが最初に検出された南アフリカでは、オミクロンによる感染がほぼ収まりました（図1-8）。なぜ、急激に感染者が急減したのかはよくわかっていません。同国ではワクチン接種が遅れており、接種率はいまだに30％未満にとどまっています。したがって、この感染者減少の理由がワクチン接種だけとは考えにくい状態です。

南アフリカは年齢構成が若いところに偏っていて高齢者が比較的少ないので、重症者が出にくいという状況があります。また普段から流行している他の病原体にさらされていて自然免疫が高まっていることが影響しているのかもしれません。

※6　https://www.worldometers.info/coronavirus/country/us/

もう一つは、統計調査が正しく感染状況を捉えていない可能性です。実は知らないうちにすでにもっともっと新型コロナの感染者が増えていて、ワクチン接種者の増加と合わせて、オミクロンに感受性を持つ人の数が一時的に減ってしまっていた、ということなのかもしれません。一時的な集団免疫的現象ですが、コロナでは免疫は長続きしませんので、はしかやおたふく風邪で見られるような、長期に維持される古典的な集団免疫とは異なります。なぜワクチン接種の少ない国でこれだけ感染者が急激に減るのかは重要な問題ですが、今のところ明確な答えはなく、さらなる検証が必要です。

## 1-4 平穏な日常は戻るのか？

多くの方が「ワクチン接種によって平穏な毎日が戻ってくるのか？」という疑問を持たれていると思いますが、これまでの海外でのデータを見ると、ワクチン接種だけでは難しそうです。図1-9は、日本を含むさまざまな国での感染状況（人口100万人当たりの死亡者数）を、ロックダウン、ワクチン接種状況やマスク着用の度合いと合わせて、一覧にしたものです。

欧米では、新型コロナワクチン開発前の段階では都市封鎖、すなわちロックダウン政策を取った国が多くありました。ロックダウンというのは、社会の大事な機能に必要な、い

| 国名 | ロックダウン | ワクチン必要回数接種完了率 65% | ワクチン1回接種率80% | マスク着用 | 人口100万人当たりの死亡者数(2022年3月14日時点) |
|---|---|---|---|---|---|
| イギリス | ○ | ○ | × | ×→△ | 2,376 |
| イスラエル | ○ | ○ | × | ×→△ | 1,113 |
| アメリカ | ○ | ○ | × | ×→△ | 2,973 |
| シンガポール | ○ | ○ | ○ | ×→○ | 193 |
| ロシア | ○ | × | × | ×→△ | 2,474 |
| 日本 | × | ○ | ○ | ○ | 208 |

**図1-9　高いワクチン接種率とマスク着用規制がないと、感染流行が再燃する**

イギリス、イスラエル、アメリカ、シンガポール、ロシア、日本について、ロックダウンの実施の有無、国民のワクチン接種率の進捗状況、マスク着用の度合い、そして人口100万人当たりの死亡者数を比較した
(ワクチン接種率は2022年1月13日時点でのデータをもとにした)

わゆるインフラ設備の機能は残しながら、住民の地域間移動を禁じたり、強く制限したりする政策です。表中の国では、イギリス、イスラエル、アメリカ、シンガポール、ロシアがロックダウン政策を取りました。これらの国ではこれによって一時的に流行を抑えられたかのように見えましたが、結局、感染流行がぶり返してきています。これに対して、日本は、ロックダウンは行いませんでしたが、海外諸国に比べるとずっと感染者や死亡者数が少ない状態です。ということで、ロックダウンの実施とその後の感染流行の程度には、はっきりとした相関は見られていない

ようです。

　では、ワクチン接種はどうでしょうか。ロシアの必要回数接種率は、２０２２年3月に入ってようやく50％を超えた状態です。イギリスやイスラエルでは、いち早くワクチン接種に踏み切りましたが、徐々にペースが落ち、65％は超えたものの、80％には及びません。そのためか、各国ともオミクロンによる感染拡大が起きています。イスラエルは、3回目、4回目の追加接種に踏み切りましたが、十分な効果はあがっていません。

　一方、シンガポールや日本は必要回数接種率がほぼ80％に達したワクチン接種の「優等生」で、デルタの感染拡大を食い止めることに成功しました。残念ながらオミクロンの封じ込めには失敗しましたが、新規感染者数や死亡者数は欧米ほど深刻なものではありません。

　次にマスク着用について見てみます。ロシア、イギリス、イスラエルではマスク規制は感染流行当初はまったく行われませんでした。流行がひどくなってから自宅以外でのマスク着用を義務化するなどの対策を始めましたが、規制は十分でなく、マスクを着用している人は一部にとどまるようです。一方、シンガポールや日本では国民の大半が外出時にはマスクを着用しています。

　このように各国の感染状況を比較すると、国民のワクチン接種率がほぼ80％に達して、さらにマスク着用がしっかりしている国（シンガポール、日本）では、ある程度感染制御に成功していることがわかります。一方、ワクチン接種率が65％は超えてもそれ以上はなかなか上がらない国で、さらにマスク着用が徹底していない国では、ある程度のワクチン効果は見られるのですが、結局、感染流行がぶり返し、長期的には感染が制御できず、重症者数や死亡者数も多いという傾向が見られます。

すなわち、ワクチン接種だけでは感染流行は制御できないということです。マスク着用義務化のような社会的対策、個人的な感染対策が一緒に動かないと、新型コロナ感染は抑えられません。ワクチン接種だけで無理にねじ伏せようとしても、新型コロナはなかなかの難敵で、簡単には負けてくれません。長期的な対策を立てるうえで、ワクチン接種を進めるだけでなく、これまで以上に効果的な社会的対策をしっかりと続けること、これが感染対策を成功させるために必須のことだと思います。

## 1-5　ワクチンがまったく効かない変異ウイルスの誕生の可能性は？

2021年7月30日のことでした。イギリス政府の助言機関である非常時科学諮問委員会（SAGE）の研究者たちが「今後、新型コロナワクチンが効かない変異株がほぼ確実に出現する」という可能性を論文[※7]として報告し、注目を浴びました。ただし、これは査読前論文であり、専門家による評価をまだ受けていないものです。専門家の間で広く認められ

※7　https://www.gov.uk/government/publications/long-term-evolution-of-sars-cov-2-26-july-2021/long-term-evolution-of-sars-cov-2-26-july-2021

ている意見というわけではありません。しかし、科学的にはとても大事なことが書かれているると思いますので、その中身を少し見てみましょう。

彼らが言っていることは、簡単に言うと、「新型コロナウイルスの根絶が見込めない以上、今後も変異株が出現し続け、なかには変異が蓄積してワクチンの有効性が弱まるような変異株が出ることはほぼ確実」というものです。そして、変異株の出現に関して、4つのシナリオを考えています。

一番目は、新型コロナウイルス（SARS-CoV-2）の遺伝子に他種のウイルスの遺伝子が組み込まれて、それが強い病原性あるいは致死性まで持つ可能性です。すなわち、インフルエンザウイルスで見られる「抗原シフト」（抗原不連続変異）が起きるシナリオです。これは、ウイルス表面に大きな抗原性の変化（シフト）が起きる現象で、一つの細胞に異なる複数種のウイルスが感染して起こります。たとえば、ヒト由来インフルエンザウイルスとブタ由来インフルエンザウイルスが混ざって雑種を作る現象が見られています。2009年にはこのような雑種の新型インフルエンザウイルスが生まれて、パンデミックが起きました。これは怖い可能性ですが、新型コロナウイルスで起きてもおかしくありません。

たとえば、2003年にパンデミックになりかけた中東呼吸器症候群（MERS）ウイルスであるMERS-CoVは、SARS-CoV-2と同じベータコロナウイルスの一種で、まだ完全には消滅しておらず、実際にアラビア半島で感染例がときどき報告されています。同じ地域ではSARS-CoV-2も流行しています。このような2種類の別のコロナウイルスが一人の体内に入り込む可能性があります。すると、ＭＥＲＳウイルスの受容体ＤＰＰ－4はSARS-CoV-2の受容体ＡＣＥ2が発現する細胞にも発現しているので、同じ細胞内に2種類のウイルスが入り込んで増殖する可能性があります。もしそこでウイルスの遺伝子組み換えが起こり、SARS-CoV-2ウイルスにMERS-CoVの一部の遺伝子が取り込まれると、感染力がきわめて高いSARS-CoV-2の上にMERS-CoVの高い致死性（感染者の致死率は約35％）が乗ってくるかもしれません。この可能性は決して高くはないでしょうが、理屈からすると、新型コロナの感染が続くかぎり、常に存在します。

二番目は、2種類のSARS-CoV-2が混ざって、より強力なウイルスを生み出す可能性です。たとえば、エイズの原因となるＨＩＶ感染者のような免疫不全者では、複数種類の新型コロナ変異株が感染する可能性があります。すると、2種類の変異株間で新しい雑種ウイルスができるかもしれません。たとえば、デルタとオミクロンという二つの変異株が混ざったらどうなるでしょうか？　デルタの病原性とオミクロンの感染性を兼ね備えた変異ウイルスができるかもしれません。特に、新型コロナウイルスが流行していてＨＩＶ感染者の多い国では起こる可能性があります。

SAGEの研究者たちは、この二番目のシナリオも「ありそうなこと」としています。

一番目、二番目、いずれもぞっとするシナリオですが、その可能性を示唆する論文が2022年2月3日号の『Nature Communications』に掲載[※8]されました。アメリカの研究者がニューヨークの下水から得られたSARS-CoV-2のゲノム解析をしたところ、オミクロンと似て非なる、いくつもの変異ウイルスが検出されたとのことです。そのうちいくつかは、ヒトのACE2に結合するだけでなく、マウスやラットのACE2にも結合したことから、これらの変異ウイルスがマウスやラットにも感染する可能性が示唆されました。さらに、これらの変異ウイルスは、既存の人工抗体に抵抗性を示すことから、もし感染が広がると、社会の中で免疫回避をする可能性があります。

問題はどうしてこのような変異体が下水にいたのかですが、二つの可能性が示唆されています。一つは、実際にヒトに感染していたけれどもたまたまこれまで検出されていなかった可能性、もう一つはヒト以外の動物が変異ウイルスの宿主となっている可能性です。特に後者は、まったく性質の異なる変異株の拡散につながる可能性があるので怖い話です。

三番目のシナリオは、ウイルスが変異をして抗ウイルス剤に耐性を持つ可能性で、これはインフルエンザウイルスでも見られていて、SARS-CoV-2でも十分に起きうることです。

四番目のシナリオは、ウイルスが変異を繰り返しているうちに弱毒化して、風邪コロナ

※8　Symth D.S et al., nature.com/articles/s41467-022-28246-3

ウイルス（human CoV）のような軽い風邪症状ぐらいしか引き起こさないようになる可能性です。ＳＡＧＥの研究者たちは、この可能性は長期的にはあり得るが、短期的には考えにくいとしています。というのは、ウイルスの弱毒化というのは通常、短期（1〜2年）で起こるようなものではなく、10〜20年の単位で見られるような現象だからです。私もこの可能性は当面は低いと思います。

以上が、ＳＡＧＥ研究者らが挙げている4つのシナリオです。実際にこのようなシナリオが提示されると、どの可能性も起こりうるものなので、今後のことが心配になります。四番目の弱毒化以外のシナリオが現実に起きたときには大変なことになるので、今のうちから対策を立てることが必要です。そのためにやるべきことがいくつもあります。

一つ目は、ともかく流行を抑えることです。ウイルスが増えなければ変異も起こりづらいので、シナリオの一番目と二番目に対しては、感染流行を止めることが一番大事です。そのためには、現在のものよりも感染予防能力が高いワクチンを開発する必要があります。

現在のｍＲＮＡワクチンは、重症化予防には高い有効性を示すのですが、粘膜面での効果が時間とともに下がってくるので、いずれ感染を予防する効率が低下します。これに対しては、一つの方法は粘膜面を直接刺激することで、たとえば、鼻腔から噴霧型のワクチンを吸入するのです。このようなワクチンは注射の必要がないので、投与が楽です。そして、副反応が軽くすむ可能性があります。たとえ注射型のものよりもワクチンの感染予防効果や持続性が低くても、必要なときに合わせて随時に投与するという方法もあります。

従来になかった植物由来ワクチンの開発も進んでいます。これは、田辺三菱製薬の子会社であるメディカゴが開発したもので、VLP（virus like particles：ウイルス様粒子）ワクチンともよばれます。VLPとは、ウイルス遺伝子は持たずに粒子の外部構造がもとのウイルスとよく似ている粒子のことで、ウイルス抗原を提示する能力があります。いくつかの作り方があるのですが、メディカゴでは植物を利用して作っています。具体的には、タバコ属の植物の葉にウイルス遺伝子の一部を組み込み、成長した葉からワクチン成分を抽出しています。約2万4000人が参加した第3相臨床試験の途中経過では、このワクチンを21日間隔で2回投与したところ、新型コロナウイルスのデルタ、ガンマに対する有効性が、それぞれ75・3％、88・6％だったとのことです。重篤な副反応も見られておらず、有望な結果であると思われます。ワクチンの安定的な供給のことを考えると、自国でこうしたさまざまなタイプのものを作れるようにすることが大事です。

二つ目に、新たな経口治療薬の開発です。現在でも経口治療薬の開発が進んでいますが、より副作用が少なく、よりウイルスに特異的に働く薬剤のさらなる開発努力が必要です。

三つ目に、新しい病原体が自国に入ってきたときに、それを迅速に検出する検査システムと、ただちに患者を隔離して治療できる体制の充実も必要です。そのためには、感染症の診断・治療を専門とする感染症医や感染症対応ができる看護師をはじめとする医療従事者の育成が必要です。感染症対策に詳しい埼玉医科大学の岡秀昭教授からの情報では、病院の感染症対策を担う専門医は、日本全国で１７００人足らず、一方で３００床以上の総合病院は日本に約１５００あるので、単純計算だと、一つの病院に感染症専門医が一人いるかどうかということになります。しかし医療従事者の育成には時間がかかります。

四つ目に、政府の中にも新しい感染症に対して随時対応できる専門の研究機関、政策立案機関、実行機関などを作ることが必要です。

これ以上は長くなるので、いちいち挙げませんが、喫緊の課題が山のようにあるのです。ところが、これまでの歴史を見ると、日本政府は、感染症対策の重要性をある程度は理解しながらも、それを実行できていないのです。

皆さんも聞いて驚かれるかもしれませんが、次のような経緯があります。２００９年のことですが、世界中で新型インフルエンザウイルスが流行したことがありました。幸い、日本は最小限の被害ですんだのですが、厚生労働省は我が国に今後も病原性の高いウイルスが侵入してくることを想定して、新型インフルエンザ対策総括会議というものを省内に作り、新しい病原体の侵入に関して今後日本は何をなすべきかを熱心に議論し、それを詳細にまとめたものを２０１０年に公開したのです。「新型インフルエンザ（Ａ／Ｈ１Ｎ１）対策総括会議報告書」です。そこには、日本は新たな病原体の侵入に対して何をなすべきかが詳しくまとめられ、いくつもの提言がなされています。

その報告書が世の中に出てから現在まで10年以上が経っています。しかし、日本政府も厚労省も、この報告書で述べられていることの10分の１も実行していません。この報告書に盛り込まれた提言が、今に至るまで、ほとんど生かされていないのです。このような調子だと、新型コロナが収まってもまた新しい報告書が作られ、幾多の提言がなされるでしょうが、また同じことが繰り返されることになってしまうかもしれません。

その中で一つよいニュースがあります。政府もやっと重い腰を上げ、新しいワクチンを日本独自に開発するために、約１５００億円を投資して「先進的研究開発戦略センター」（ＳＣＡＲＤＡ）を国立研究開発法人・日本医療研究開発機構の中に作るようです。ワクチンの実用化に向けた研究を系統立てて始めることができそうです。さらに、ワクチン開発のための世界トップレベルの研究開発拠点の形成にも約５００億円の予算が充てられるとのことです。限られた「村」の中で予算配分がされるのではなく、サイエンスを重視し、開かれた形で、このような戦略的な研究が進められていくことを願っています。

# 第2章

# ワクチン普及でもなぜ感染が収束しないのか？

本章では次のような不安・疑問が解決します

Q. ワクチン接種が進んだイスラエルでなぜ感染が繰り返し再燃するのか？

Q. ブレイクスルー感染はなぜ起きるのか？

Q. ワクチンの重症化予防効果は本当にあるのか？

２０２１年初頭から、新型コロナワクチンの本格的な接種が始まり、世界全体の累計接種回数は２０２２年3月17日には１１０億３９４３万回を超えました。

ワクチン接種が進むにつれて、各国で感染者数や重症者数が減少に転じたため、「ワクチンを接種すれば感染は抑え込める」という期待が高まりましたが、残念ながら事はそう単純ではありませんでした。

誤算だったのが、いち早くワクチン接種を進めた国々での感染の再燃でした。イギリスやイスラエルでは、ワクチン2回接種でも感染する、いわゆる「ブレイクスルー感染」が相次ぎ、接種開始から1年を待たずに3回目接種に踏み切らざるを得ませんでした。国民の7割以上が2回接種を終えたドイツでは、いったん感染者が減ったのですが、オミクロンの流入とともに感染者が急増し、一日当たりの新規感染者数が過去最悪となる約30万人に達しました（２０２２年3月上旬）。こうしたデータを見ると、あたかもワクチンには期待されたような感染予防効果がなかったかのようにも見えます。ワクチン反対派からは「接種が進めば進むほど、感染者や死亡者が増えるではないか。ワクチンを接種することで、むしろ感染が促進される。やはりワクチンは危険だ！」という声すらあがっています。

彼らの主張するようにワクチンを接種するとかえって感染リスクが高まるというのでは、本末転倒です。でもそれは本当なのでしょうか？

## 2-1　イスラエルの失敗に学ぶ

イスラエルは「ワクチンの実社会での実験場を果たしている」（ロイター通信）といわれるように、同国で起きていることは、日本をはじめとして遅れてワクチン接種を行った国々の未来を先取りしているともいえます。つまり、同国で起きたことを緻密に分析し、その成功や失敗を分析すれば、多くの教訓を得ることができるはずです。

では、イスラエルではワクチン普及が進んだにもかかわらず、なぜ感染拡大が起きたのでしょうか。それはワクチンが効いていないためなのか、それともワクチンの効果を妨げるような状況があるためなのか、それともまったく別の要因があるのでしょうか。「本当の真実」を知りたいところです。

イスラエルでは２０２０年12月中旬から変異株アルファが猛威を振るい、感染者が急増しました。そのため、同国は世界に先駆けて、12月末からファイザー製のｍＲＮＡワクチンの集団接種に踏み切りました。１回目の接種直後は感染者が減らず、ロックダウンを導入したのですが、それでも事態は改善しませんでした。ところが、ワクチンの２回目の接種が始まって約２週間後から感染者の増加が頭打ちとなり、やがて急激に減少し始めたのです（図２-１）。

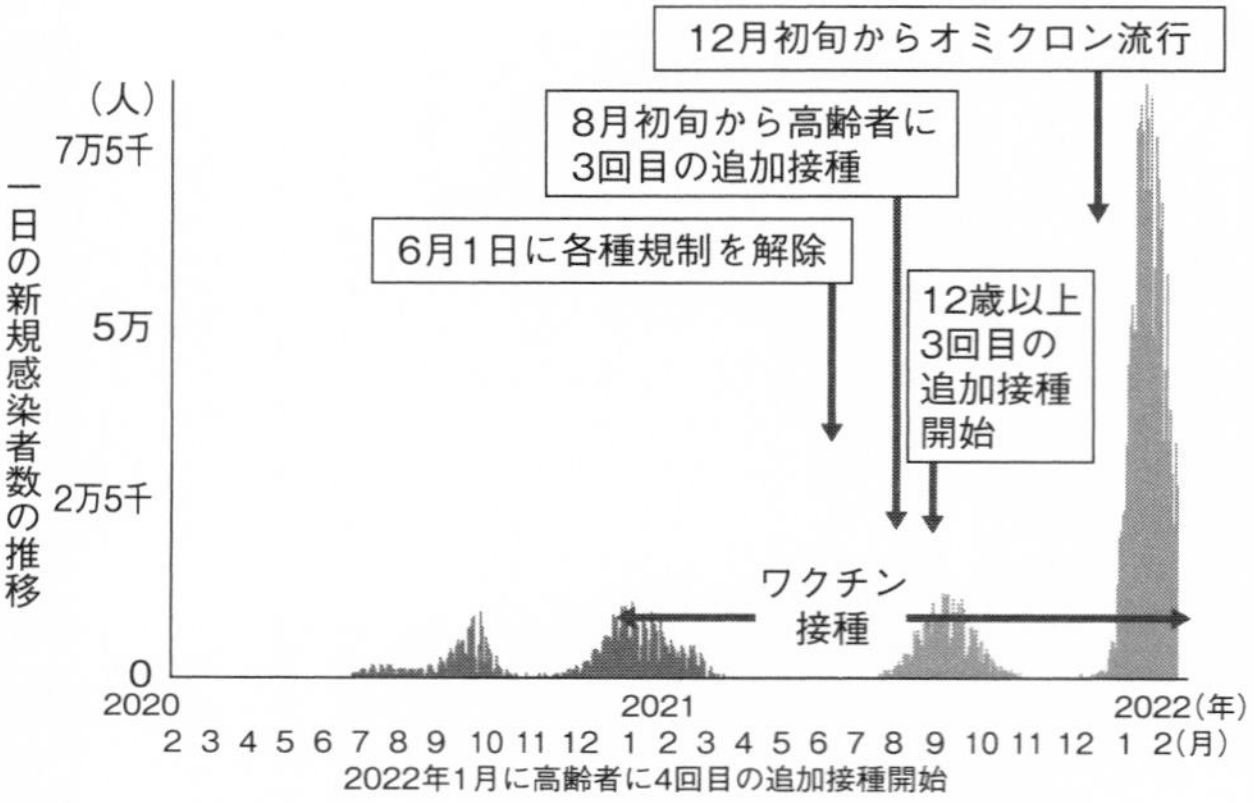


**図2-1　イスラエルの一日の新規感染者数の推移**（2022年1月31日時点）

その変化は劇的なものでした。２０２１年1月中旬の感染ピーク時は一日当たりの新規感染者数が1万人を超えたのですが、ワクチン接種が進むと、4月11日の時点では一日当たりの新規感染者数は１２２人と、ピーク時の約80分の1に減りました（図２-１）。また、この段階では、ワクチン2回目接種後に感染するという「ブレイクスルー感染」の頻度は非常に低く、医療従事者ですら、わずか0・3%[※1]程度でした。

そして5月末には、一日当たりの新規感染者数は10人以下となりました。ワクチン接種は、5月23日時点では70歳以上の高齢者は90%以上が2回目接種済み、接種が最も遅れて始まった20代でも77%が1回目の接種を終えていました（ただし、イスラエルは20歳以下の若

※1　https://www.nejm.org/doi/10.1056/NEJMoa2109072

年人口が多いため、2回接種者の割合を見ると6割に到達せず、55・0％にとどまっていました)。

このようにイスラエルは、ワクチン接種をいち早く進めることによって一度は新型コロナウイルスを封じ込めることに成功しました。ところが、6月末から状況が一変します。新規感染者が急増し始めたのです。8月末には一日当たりの新規感染者が連日1万人を超える状態になりました。

そのためイスラエルは、撤廃した感染予防策の一部を復活させ、さらに、世界に先駆けて3回目の接種に踏み切りました。こうした迅速な対応もあり、2021年9月には1万人を超えた新規感染者が、11月22日時点では550人、死者は1人と、ほぼ感染の山は収まりました。ところが、2021年11月から、これまで接種の対象外としてきた11歳以下の子どもに感染が広がり始めました。そこで、11月23日より5〜11歳の子どもを対象にファイザー製ワクチン接種が正式に始まりました。

しかし、12月に入って、デルタから、さらに感染力の高いオミクロンへの置き換わりが急速に進んだ結果、感染拡大に歯止めがかからなくなり、2022年1月末には新規感染者は8万人を突破しました。この国の人口は日本の13分の1ぐらいなので、日本でいうと連日100万人以上の新規感染者が出ていたことになります。紛れもなく「感染爆発」といっていい状況です(図2-1)。イスラエルでは高齢者や医療従事者を対象に4回目の接種を始めていますが、私が見る限り、ワクチン接種だけでは感染を十分にコントロールできそうにありません。

ワクチン接種政策を強力に推進し、一時は新型コロナウイルスを制圧したかのように見えたイスラエルだったのですが、いったい何が起きたのでしょうか。

## 2－2　早すぎた規制解除

ワクチン接種後の2021年8月に起きた最初の感染爆発を招いた要因は、二つあります。各種規制の解除と、感染性の強いデルタの流行です。運悪くイスラエルでは、規制解除の開始とデルタの蔓延が重なりました。

2021年6月1日、イスラエル保健省は、新型コロナウイルスに関する各種規制のほぼすべてを解除しました。それまでは、コンサート会場などの施設への入場に際し、ワクチン接種証明を求めたり、職場などにおいて人員を制限し、ソーシャルディスタンスを求めたりしていましたが、これらの規制をすべてやめてしまったのです。結果的に、この規制解除が早すぎたために感染を再燃させてしまったのです。

しかし、これを「失敗」と批判するのは酷かもしれません。前述したように、規制解除直前となる5月末には、毎日の新規感染者数が10人以下にまで減少していたのです。この時点では、世界各地でデルタの流行の兆しが出ていましたが、ワクチンの発症予防効果は8割近くあると見込まれていました。イスラエル保健省が社会的制限をすべて撤廃しても感染を制御できると考えたのも無理のないことでした。

しかし、事前の予想を裏切って、規制を解除した途端に、ワクチン接種者が感染する「ブレイクスルー感染」が相次いだのです。

イスラエル保健省は7月5日、ファイザー製の新型コロナウイルスワクチンの感染予防効果が6月以降、従来の95％から64％に低下したと発表しました。

図2－2は2021年8月11日にイスラエル保健省が発表したグラフです。同年1月24日から8月8日の週までに起きたブレイクスルー感染の人口10万人当たりの頻度が2回目接種の実施月ごとに示されていて、8月に向かって週ごとの感染者数が次第に増えているのがわかります。つまりワクチン接種完了時から時間が経っている人ほど感染しやすく、逆に接種後の時間が短い人ほど感染しにくい傾向が明らかに見られます。当初高かったワクチンの感染予防効果が時間とともに明らかに低下していて、そのためにブレイクスルー感染の回数が大きく増えていることが推測されます。

ただし、8月1日からの1週間でブレイクスルー感染を起こしたのは、10万人当たり1226人、つまり2回目接種者の約1・2％にすぎません。月単位に均《なら》しても、多くても

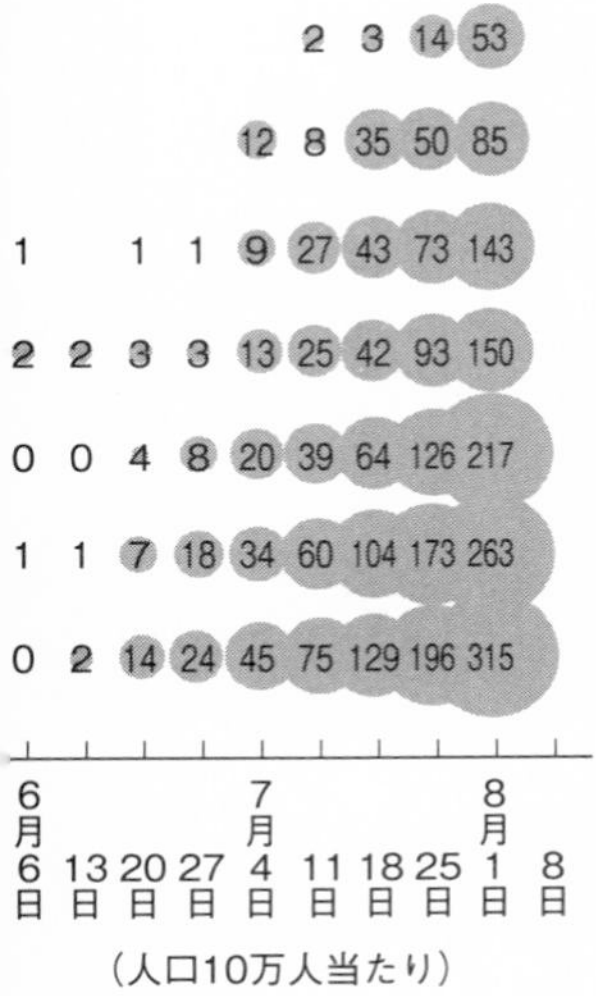


**図2-2　イスラエルでは、ワクチン効果の低下とともにブレイクスルー感染の頻度が増えた**

イスラエル保健省のデータ。2021年1月末から8月初旬までの週ごとの人口10万人当たりの、ワクチン2回接種者の感染者数を示す。横軸は2021年1月末から8月初旬までの時間経過、縦軸はワクチン2回目接種を行った月を示す。図中の丸の中の数字は、各週に起きたブレイクスルー感染の回数を表す

1桁台の低い頻度でしょう。この時点では感染者の大半はワクチン接種を済ませていない未接種者でした。

イスラエルは、人口の3分の1が14歳以下という若者が多い国です。2021年11月22日までは11歳以下は基礎疾患がなければ接種できなかったため、人口の4割近くが未接種者でした。ウイルスが感染しやすい未接種者がこれだけ多いと完全に流行を止めることが難しくなります。

2021年8月20日にオランダのグループから投稿された査読前論文[※2]でも、感染の主体がブレイクスルー感染者ではなく、未接種者であることが報告されています。

※2　https://www.medrxiv.org/content/10.1101/2021.08.20.21262158

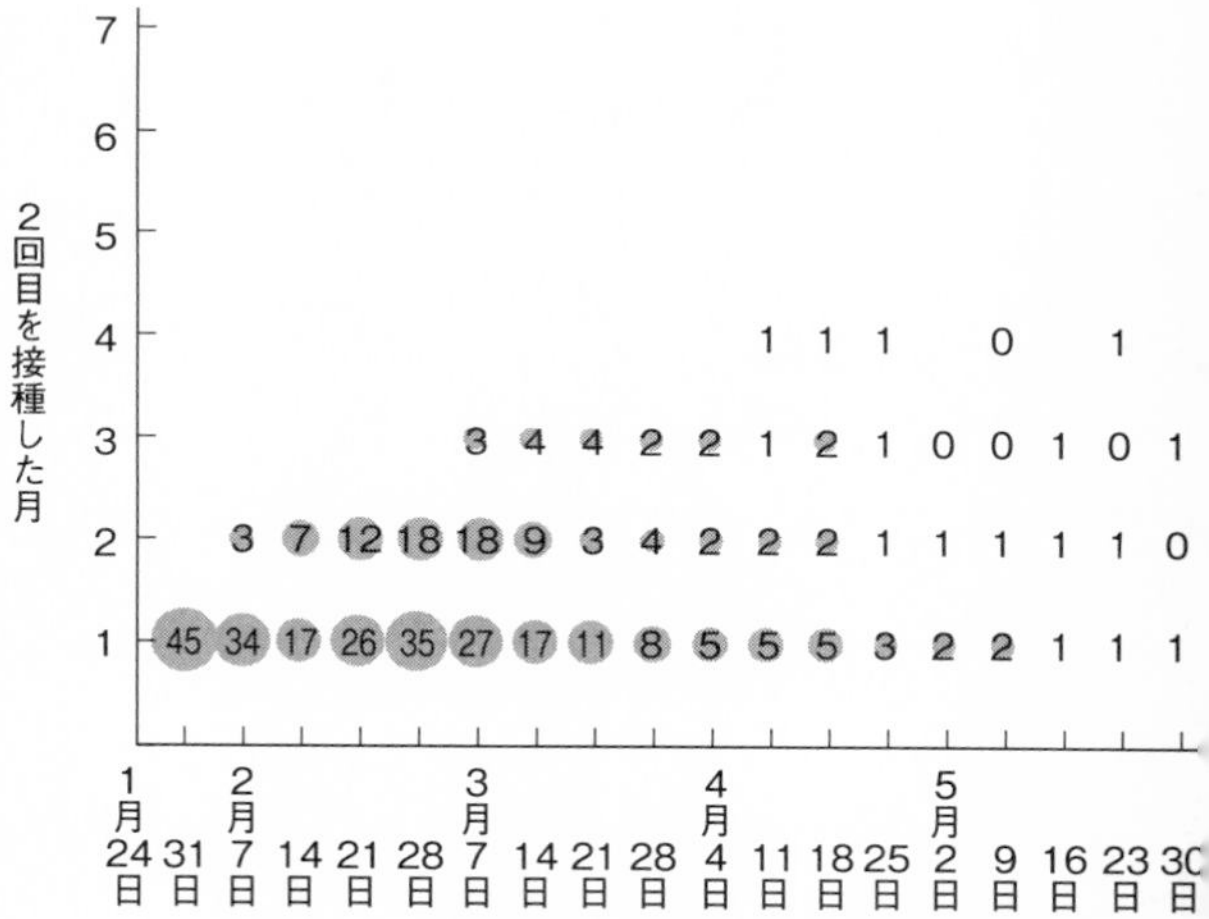


週ごとのブレイクスルー感染の頻度

当時、オランダではデルタが流行しており、ブレイクスルー感染が目立つようになりました。しかし、ワクチンを2回接種した、コロナ治療に関わる医療従事者2万4706人（平均年齢は25・5歳で、91％が50歳以下）のうち、ブレイクスルー感染が見られたのは161人で、その頻度は0・65％と、100人に1人以下です。すなわち、ワクチン2回接種をした100人中のうち少なくとも99人は感染しなかったのです。また、感染した人たちは全員軽症で、重症化した人はいませんでした。こうしたことはブレイクスルー感染者の総数だけを見ていてはわかりません。

さらに、感染者に対してPCR検査を

すると、ワクチン接種者と未接種者の間でCt値（PCR反応で陽性と判定したときの増幅サイクル数：ウイルスRNA量が多いほどCt値が小さくなる）には有意な差はありませんでしたが、感染性ウイルスの検出率は、ワクチン未接種者に比べてブレイクスルー感染を起こしたワクチン接種者では明らかに低かったのです。ワクチン接種者では粘膜面でIgA抗体やIgG抗体ができているので、気道でウイルスが抗体により包まれ、そのために感染性が落ちていたのかもしれません。データからは、ブレイクスルー感染を起こしても、他人を感染させる能力のあるウイルスの排出が抑制されていることが読み取れます。

メディアではあまり取り上げられることはないのですが、これは重要な知見です。たとえブレイクスルー感染が起きたとしても、そこからあまり感染が広がらないとすれば、感染波及効果は限定的になるからです。一方、ワクチン未接種者が感染すると、感染力の高いウイルスを排出するので感染波及効果が大きくなります。

『New England Journal of Medicine』２０２１年9月30日号には、アメリカ・カリフォルニア州における医療従事者のブレイクスルー感染が非常に少ないことを報告[※3]しています。この地域ではデルタの流行にともない、医療従事者におけるブレイクスルー感染も増えましたが、その発生頻度は０・５７％と、１００人に１人以下でした。

感染者数だけに注目をすると、ブレイクスルー感染者が増えていることは確かですが、

※3　https://www.nejm.org/doi/10.1056/NEJMc2112981

一方で、ワクチン2回接種者を分母にとってブレイクスルー感染の割合を計算してみると、その割合は、実際は1桁、多くても100人に数人以内というのが多くの国で見られていることです。そして、普段から感染予防対策をしっかり取っている医療従事者では、その頻度はさらに1桁低く、1000人に数人程度です。以上のようなデータを見るかぎり、2回目接種後から期間が経過していくうちに、徐々に低下していくとはいえ、ワクチンにはそれなりの予防効果が維持されています。

つまり、反ワクチン派が主張するように、ワクチンの効果が完全に失われたわけではないのです。ワクチン接種が進んだ国では、国民の多数がワクチン接種者なのでブレイクスルー感染者がそれなりに発生します。そのため、新規感染者を分母としたときにはブレイクスルー感染の頻度は実態以上に高く見えてしまいます。

マスコミが好んで報道する小規模の集団で発生するクラスター感染の場合は、感染者数の分母がとても小さいので、感染の大半がブレイクスルー感染というケースも生じます。たとえば「介護施設でクラスターが発生。感染者25人中、23人がワクチン2回接種済みのブレイクスルー感染」というニュースを読むと、まったくワクチンが効かなくなったように見えます。しかし、その介護施設がある地域のワクチン2回接種者を分母として見れば、そのほとんどは感染していないことがわかるはずです。

これは、ちょうど1枚の絵の全体を見るか、それとも部分だけを見るかというような違いです。どこを見るかで得られる印象がまったく異なります。部分だけにとらわれずに、全体をじっくりと見ることです。すると、正しい全体像がやがて見えてきます。

もう一つ大事なことは、ワクチンの重症化予防効果です。２０２１年8月末にイスラエル工科大学の研究者が疫学データを分析したところ[※4]、ファイザー製ワクチンは、重症化予防率が60歳代以上で86％、40～59歳では94％でした。感染予防効果はかなり下がりつつあるものの、重症化予防効果はかなり高いレベルで保たれていることがわかります。

まとめると、

- 2回接種後から徐々に感染予防効果が減少していく
- デルタに対してはワクチンの効果は若干低下するも60％程度の感染予防効果がある
- デルタであっても、重症化予防は依然として高いレベルにある

ということになります。

（オミクロンについては後で述べます）

## 2-3　ワクチン接種は厚手の「トレンチコート」

デルタに対するワクチンの感染予防効果は、当初の90％台から60％程度に減弱している

※4　https://doi.org/10.1101/2021.08.24.21262423

ものの、引き続き有効だったのです。にもかかわらず、イスラエルで感染爆発が起きたのはなぜなのでしょうか。理由は、前述した感染予防策の撤廃にあります。マスク着用や行動制限などの感染防御策を弱めてしまうと、60％程度の感染予防有効率では、感染を抑制できないのです。

感染の再燃は次のようなプロセスを経て拡大していきます。まずワクチン未接種者の間で感染が広がります。未接種者が感染すると、感染性の高いウイルスを大量に排出するため、必然的に社会に存在するウイルスの総量が増えて、ウイルスに曝露《ばくろ》するリスクが高まります。最初の武漢株であれば、ワクチンを2回接種していればほぼ予防できたのですが、デルタに対しては感染予防効果が6割程度しかないので、どうしてもブレイクスルー感染が起きてしまうのです。

私は次のようなたとえを使って新型コロナウイルスとワクチン効果の関係について説明しています。新型コロナウイルスは、決して鉄砲の弾や弓矢や槍のような強い殺傷能力を持つものではありません。むしろ、雨滴みたいなものです。少々なら浴びても大丈夫なのです（＝感染はしません）。

しかし、たくさん浴びると、からだが濡れる（＝感染する）、あるいは、悪くするとずぶ濡れになる（＝重症化する）こととなります。この場合、雨滴がどこから来るかというと、すでに感染している人の口から飛び出してくるのです。

つまり、集団の中で感染者の数が多ければ多いほど、その集団に降る雨（＝ウイルス）の量が多くなり、ワクチン接種者であってもブレイクスルー感染の頻度も増えるようになります。逆に、感染者が少なければ、降雨量は少なくなり、それに応じてブレイクスルー感染の頻度も低くなります。

このように考えると、ワクチン接種を2回受けるというのは、いわば防水加工したトレンチコートや少し厚めのレインコートを着ることに似ています。少々の雨なら十分に防げる（＝感染は防げる）のです。ところが、大雨になると、コートの隙間から雨滴が入り込み、からだが濡れてしまいます（＝感染してしまいます）。だから感染者が多い地域や場所ではブレイクスルー感染が起こりやすくなるのです。

一方、ワクチン接種を受けていない人たちの場合はいわば丸裸の状態なので、少しの雨でも濡れてしまい（＝感染してしまい）、雨が多くなると、当然ずぶ濡れとなり、重症化することとなります。

この話をすると、「なるほど、わかりやすい」と言う方が多いのですが、一方で「ワクチン接種が薄っぺらなレインコートぐらいの役目しかないのなら、打たないほうがましだ。むしろ感染して免疫を得たほうがよい」などと言う人もいます。しかし、それは私が言うレインコート、トレンチコートの意味をまったく取り違えています。私は、ワクチン効果が安物の薄っぺらな雨合羽みたいなものだなどとは言っていません。もっとずっとしっかりした防水加工済みのトレンチコートあるいはレインコートみたいなものだと言っているのです。トレンチコートのトレンチとは英語で塹壕《ざんごう》のことです。トレンチコートとは塹壕戦が多かった第一次世界大戦のときにイギリス軍が用いた悪天候用の防水型軍用コートです。非常にしっかりした厚手のコートなので、これを着て、さらに上襟を立てると、少々の雨でも濡れません。

要約すると、ワクチンを2回接種した状態は、厚手で高い撥水性、防水性を持つトレンチコートやレインコートを羽織った状態なので、少々の雨（ウイルス）であれば濡れることはありません。しかし、感染爆発という土砂降りの雨の中に出れば、ずぶ濡れになることはないものの、コートの隙間から雨滴が入り込んでしまうわけです。

このように、ワクチン接種と感染予防策は密接に関連しており、新型コロナ対策の「両輪」です。どちらが欠けても、期待されるような結果が得られません。イスラエルの失敗からは、ワクチン接種のみでは感染を収束できず、引き続き感染予防策が必須という教訓が得られます。

## 2-4 それでもワクチンは有用である

イスラエルにおけるワクチンの重症化予防効果について、アメリカ・ペンシルバニア大学医学部のジェフリー・モリス教授が興味深い分析[※5]をしています。彼は、イスラエル保健省のデータを統計学的に子細に検討した結果、ワクチンは間違いなく重症化抑制にも死者数抑制にも貢献していると結論づけています。

その解析結果を見ると、重症化予防率は12歳以上で77・2%、12〜60歳で89・3%、60歳以上で69・4%です。つまり、60歳以上の高齢者では重症化予防効果が下がっていますが、12〜60歳では相変わらず高い重症化予防率を維持しています。

新型コロナワクチンを2回接種したからといって完全に感染や発症を免れるわけではありませんが、重症化リスクや死亡リスクは確実に減少します。また2回接種者は他人に感染させるリスクも減少しているので、ワクチン接種率を高めるほど感染が広がりにくくなります。

以上説明したとおり、「ワクチンの感染予防効果は完全に失われてしまった。重症化予防効果すらない」というワクチン反対派の主張は事実ではありません。ましてや「ワクチンを接種することで、むしろ感染するリスクが高まる」はまったく事実に反します。彼ら

※5 https://www.covid-datascience.com/post/what-do-new-israeli-data-say-about-effect-of-vaccines-boosters-vs-death-critical-severe-disease

が主張する「抗体依存性感染増強」（ＡＤＥ）は現実には起きていません。これについては第7章で説明します。

## ２−５　度重なる感染爆発の理由

前述したように、イスラエルは、感染予防策の強化や3回目ブースター接種の推進によって、いったん広まりかけた感染を抑制することに成功しましたが、２０２１年12月以降、新規感染者数は急激に上昇して、まさに「感染爆発」という様相を呈しています（図２−３）。

最大の理由は、デルタからオミクロンへの急激な置き換わりです。第1章でも説明しましたが、オミクロンはこれまでの変異株に比べても遺伝子変異の数が多いため、既存のワクチンでは十分に感染を予防できません。２０２２年1月末になるとイスラエルでは、連日8万人以上、日本でいえば１００万人以上の新規感染者が出ています。まさにウイルスが土砂降りになっている状況ですから、感染に歯止めがかからないのは当然です。

そこでイスラエルは、他国に先駆けて、２０２２年1月より医療・介護関係者や60歳以上を対象に4回目接種に踏み切りました。ワクチン接種をさらに強力に推進して、オミクロン株の感染拡大に歯止めをかけるという戦略です。2月以降、新規感染者数は減少傾向

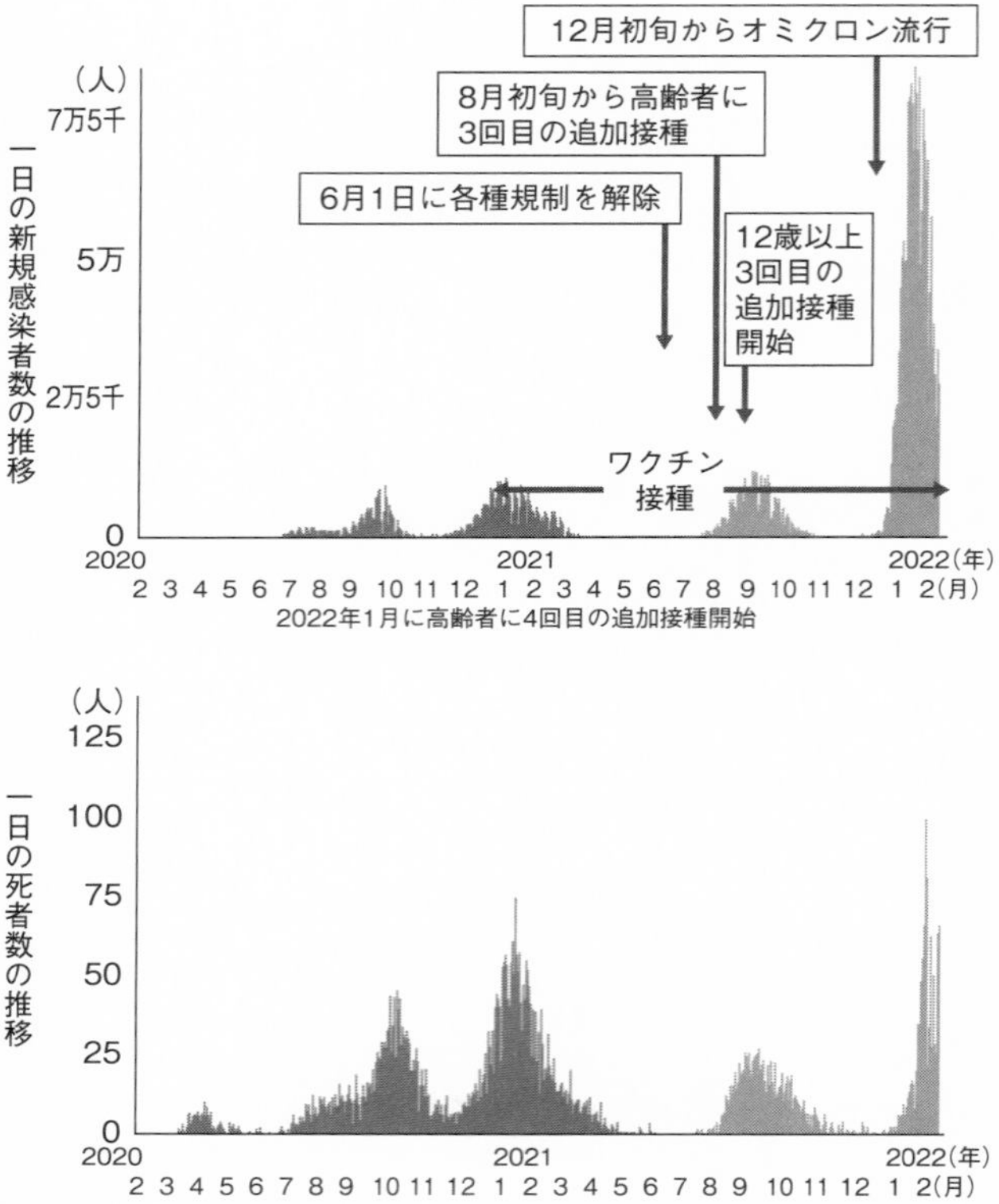


**図2-3　イスラエルにおける新型コロナ感染、死亡に対するワクチン効果**

2020年2月15日〜2022年2月14日までの毎日の感染者数（上段）と死者数（下段）と、ワクチン接種の期間を示す

（データはWorldometerから引用）

にありますが、新たな変異株が登場すると、状況が大きく変わる可能性があります。

イスラエルは若い世代も多いため、2022年2月上旬でようやく2回接種率が6割に達した段階です。感染を収束方向に向かわせるためには、いまだワクチンを接種していない若年層や児童への接種を進めるとともに、いっそうの感染予防策の強化が必要です。

イスラエルのように感染制御に失敗して、ウイルスが土砂降り状態になってしまうと、いくら追加接種を進めても焼け石に水になってしまいます。日本ではオミクロンが猛威を振るっていますが、イスラエルを「他山の石」にして、なんとかこの危機を乗り切らなくてはいけません。

言葉は悪いのですが、私たちは「後出しジャンケン」ができるわけで、イスラエルやイギリスをはじめとした国々の感染状況を参考にして、先回りして事前の準備を進めることができます。

新型コロナウイルスとの闘いは長期戦ですので、今後もさまざまなウイルスが登場するでしょう。オミクロンが収束したとしても、また新たな変異株が登場することは避けられません。イスラエルの例からも明らかなとおり、ワクチン一辺倒では、新型コロナを完全に封じ込めることができそうにありません。

日本は、感染予防策とワクチン接種をパッケージにすることで感染力の高いデルタを見事に封じ込めた実績があります。オミクロンやそれに続く新たな変異株に対してもこうしたアプローチをとれば、欧米の二の舞になることはないはずです。

# 第3章

## デルタを制圧した日本で第6波の感染爆発が起きたのはなぜか？

本章では次のような不安・疑問が解決します

Q. 日本はデルタによる第5波をなぜ制圧できたのか？
Q. 日本はなぜオミクロンによる第6波の制圧に失敗したのか？
Q. 「ウイルスは変異しすぎると自滅する」は本当か？
Q. イギリスで集団免疫ができないのはなぜか？

## 3-1 瀬戸際から復活も最悪の感染爆発に

「すでに救急医療にアクセスできない危機的状況になっており、災害医療に匹敵する」

東京オリンピックが閉幕して3日後の2021年8月11日、厚生労働省で行われた新型コロナウイルス感染症対策を助言するアドバイザリーボードの会議で、複数の委員から現場の危機感を訴える発言がなされました。その日、日本全国の新規感染者は1万6028人と過去最多を更新しました。

この会合の1週間前、8月4日に行われた厚生労働省の専門家会議では、京都大学の西浦博教授のグループが衝撃的なシミュレーションを発表しました。直近のペースで感染拡大が続けば、東京都だけで一日の新規感染者数は8月12日には1万人を超え、26日には3万人を超えて都内の重症病床が満床になるというのです。すでに東京では入院できずに自宅療養を余儀なくされ、孤独死する例も報告されていました。制御不能の「感染爆発」はもはや時間の問題と思われていました。

ところが事態は予期せぬ展開をたどりました。8月20日、日本国内の一日の新規感染者数は2万5975人と第5波のピークを記録しましたが、その後、一転して減少に転じ、感染状況が日に日に改善していったのです。11月末には日本全国の一日当たりの新規感染

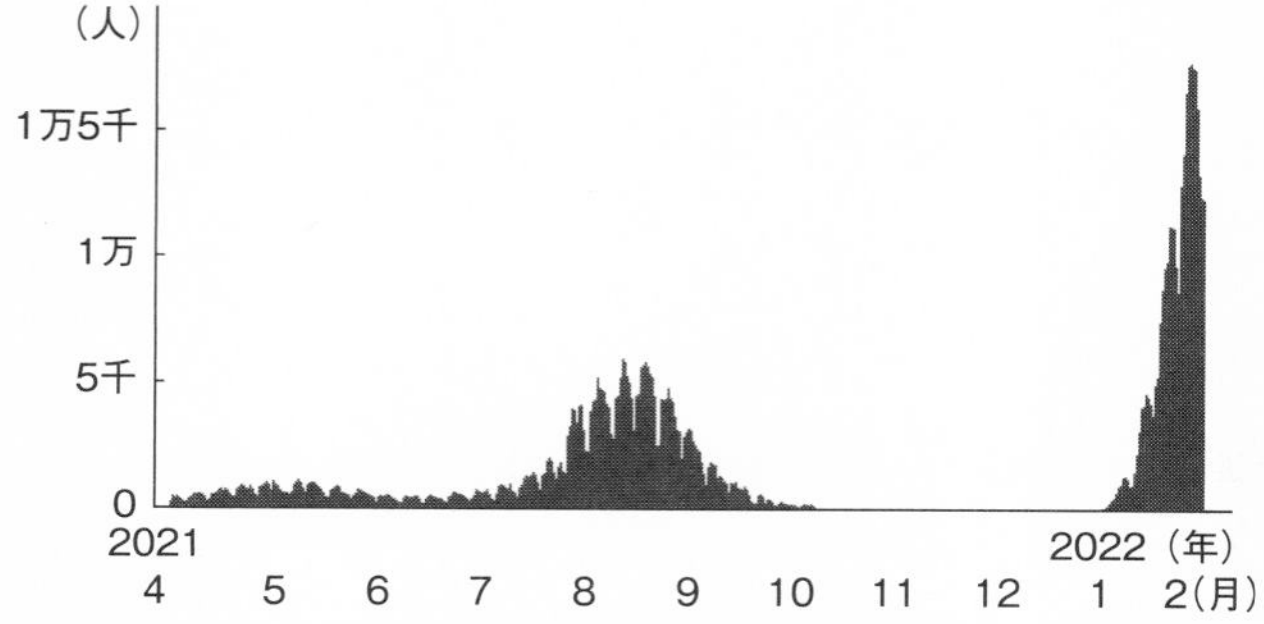


**図3-1　東京の一日の新規感染者数の推移（東京都発表）**
（2022年1月31日時点）

者数は１００人を切りました。３ヵ月足らずの間になんと２５０分の１に減少したのです（図３－１）。

劇的ともいえる感染収束は海外でも驚きをもって受け止められました。イギリスのガーディアン紙は10月13日号で、『瀬戸際からの復活：日本が新型コロナの驚くべき成功例になった理由』と題する記事を掲載しました。第２章でも紹介したとおり、いち早くワクチン接種に踏み切って一度は感染を抑え込んだイスラエルが爆発的な感染再燃に苦しむなど、多くの国が苦労しているなかで、日本のみがなぜか感染を抑え込むことができたのです。

しかし、デルタを制圧した日本でしたが、その成功は長くは続きませんでした。年が明けると猛烈な勢いでオミクロンの感染者が増え始め、２０２２年２月上旬には、東京の一日当たりの新規感染者数が２万人を超える日が出るようになり、日本全国の一日当たりの新規感染者数は初の10万人超えとなりました。わずか2ヵ月足らずで、100倍に増えてしまったのです。急降下と急上昇を繰り返すジェットコースターのような展開です。

第6波には収束の兆しも出ていますが、一度感染が収まったかのように見えた後に再び同じような展開をたどる可能性は否定できません。そこで本章では、今後の感染動向を探る意味でも、なぜ日本がデルタによる感染第5波を制圧することができたのか、そしてオミクロンによる第6波を防ぐことができなかったのか、その理由を考察してみます。

## 3-2　ウイルスの自壊で感染第5波が収束したというのは本当か？

2021年夏に発生した感染第5波が急速に収束した原因については、専門家の間でもさまざまな分析がなされています。新型コロナウイルス感染症対策分科会の尾身茂会長は、9月28日の記者会見で5つの要素を挙げました。

①感染が拡大しやすい夜間の繁華街の人出が減少したことに加えて、夏休みや連休、お盆休みなどの人の移動が活発になる時期が過ぎて、感染拡大要素がなくなった。
②医療危機が伝わって、国民が感染症対策を強化した。
③ワクチン接種が進み、若年層にも広がった。

④高齢者施設内の感染対策の強化やワクチン接種の進展で、高齢者の感染者が減った。

⑤長雨などで例年に比べて夏の気温が低かったため、野外での活動がしやすくなり感染が起きやすい狭い空間での接触の機会が減った。

こうした要因が複合したことで、感染が収束方向に転じたという分析ですが、「①〜⑤の要因だけではこれほどの急激な減少を説明できない、まったく違う要因がある」と考える専門家もいます。一部の研究者が提唱しているのが、新型コロナウイルスが「エラー・カタストロフ（ミスによる破局）の限界」に達して、消滅しつつあるという仮説です。

これは、ドイツの生物物理学者でノーベル化学賞を受賞したマンフレート・アイゲンが1971年に提唱した考えで、「ウイルスは変異しすぎると自滅する」という考えに基づくものです。

新型コロナウイルスに限らず、ウイルスは増殖する際に一定の頻度で遺伝子の複製のミスが起きます。これが「変異」です。変異は基本的に中立的ですが、変異によってヒトの免疫機構をくぐり抜ける能力を持った株や複製能力が高くなった株が登場すると、一気に流行が加速します。アルファやデルタ、そしてオミクロンがその例です。

ところが、増殖があまりに続くと、さまざまな複製ミスが蓄積していき、限界値を超えるとそのウイルスの生存に必要な遺伝子までもが壊れてしまい、ウイルスが増殖できなくなる、というのが「エラー・カタストロフの限界」説です。

一見それらしく見えるデータが報告されています。国立遺伝学研究所と新潟大学のチームが2021年10月の日本遺伝子学会で発表したものです。それによると、新型コロナウイルスの流行「第5波」を引き起こしたデルタの亜株であるAY.29ではゲノム(全遺伝情報)の変異を修復する酵素をコードする遺伝子部分に変異が入っていて、そのために自らの変異を修復できなくなり、ウイルス自体が弱毒化し、感染が収束した可能性がある、とのことです。この酵素は「nsp14」と呼ばれるもので、ウイルスが増殖する際のゲノム複製時に発生するエラーを修復する役割を担っています。この酵素が変異してうまく機能しなくなると、変異が積み重なっていくため、修復が追いつかずウイルスが増殖できなくなり死滅するというのです。

解析は、国立感染症研究所が公開している、国内で検出した新型コロナウイルスのゲノムデータをもとにしています。研究チームによると、第5波ではnsp14に関わる遺伝子が変化したウイルスの割合が感染拡大とともに増え、ピークの前からは感染者のほぼすべてを占めていたといいます。2020年秋から2021年3月ごろまでの「第3波」でも同様の傾向が確認されたそうです。nsp14遺伝子が変化したウイルスではゲノムの変異が通常の10~20倍あったと報告しています。

それなりに説得力を持つ仮説ではありますが、このようなことが本当に起きているのかどうかは疑問です。私の知る限り、「エラー・カタストロフの限界」によってウイルスが「自壊した」ことを示すしっかりとしたエビデンスはなく、むしろそのような変異がウイルスの弱毒化につながっているかどうかはきわめて疑問であると考えています。

たとえば、大阪大学・免疫学フロンティアセンターの荒瀬尚教授が2021年の日本ウイルス学会で発表したデータがあります。それによると、日本の感染流行第5波の前後で登録された約6600人の感染者から得られたデルタのゲノムを解析したところ、第5波の前と後で変わった変異は非常にわずかであり、デルタに存在する主要な32個の変異には感染前後で差はなく、またnsp14の部分に存在する変異も第5波の前後で変わっていませんでした。つまり、第5波の感染収束が始まった時期に得られた、ウイルスに特徴的に存在するような変異は見つかっておらず、変異が重なってウイルスが弱毒化したことを示す結果は得られませんでした。

また、現在の「エラー・カタストロフの限界」説は、ウイルスの変異を修復する酵素であるnsp14に変異が入り、校正（遺伝子修復）機能が低下あるいは消失したためにウイルスに変異が蓄積するというものですが、変異nsp14の校正機能が実際に損なわれているのかは確認されていないようです。

さらに、新型コロナウイルスの試験管内での感染実験を行っている研究者からの予備的情報では、AY.29株の感染性がこれまでのデルタに比べて低下していることはなく、この点に関しても、ウイルスが弱毒化しているというエビデンスは得られていないようです。

そもそも、ウイルス自壊説には科学的な観点から見ても無理があります。今まで一つの変異株が別の変異株を駆逐した場合には、置き換わったウイルスのほうがより高い感染性を持っていて、感染者の数を増やすために結果的にその株が優勢になったのです。感染性が強い株が「勝った」のであって、感染性が弱い株が「勝った」ためしはありません。

もし第5波の最中に、自壊を始めた感染性が弱い変異株が生まれて宿主の体内で増えたとしても、その株は他者に感染しにくいので、感染力のあるデルタに置き換わるようなことにはなりません。このように、ウイルスがにわかに自壊を始めて、突如として流行が収束するという説は合理的ではありません。それに、「エラー・カタストロフの限界」が普遍的に起きる現象であるならば、日本以外の国々でも、急激な感染収束が起きてしかるべきですが、世界各地では依然として新型コロナが猛威を振るい、次から次に感染力の高い変異株が登場しており、そのような現象は確認されていません。

## 3-3　ワクチンの効果がフルに発揮された

それでは、なぜ感染が急激に収まったのでしょう。いろいろな要因が複合しているとは思いますが、私は、日本では海外に比べて短期間にワクチン接種が急速に進んだことが一番の要因だと考えます。ワクチンの効果は一定期間経過すると徐々に弱まっていく傾向があります。しかし、日本では接種作業が非常に速い速度で進んだために、多くの人たちのワクチン効果がまだ減衰しておらず、その間、特に日本ではマスク着用を含む社会的規制をほとんど緩めなかったので、ワクチンの感染予防効果が最大限に発揮されたのです。

ワクチンがごく短期間に接種できたのは、他の先進国に比べてワクチン接種の開始が遅れたことと、東京オリンピック・パラリンピック開催のために政府が国を挙げて接種を進めたからにほかなりません。意図したものではありませんでしたが、結果的に、ワクチンの効果を最大限に高めるアプローチになりました。

そして、なぜかこれはマスコミの方々があまり理解していないことなのですが、ワクチン接種は、個人レベルでの感染予防や重症化予防をするだけではなくて、集団において人と人の間の感染伝播を抑えてくれます。

第2章でも説明しましたが、ワクチンを2回接種した人の場合、万が一感染したとしてもその人が吐き出すウイルスは抗体で覆われた形で飛び出てくるので、他人にうつしにくくなっています。さらに、ウイルスをもらった人に免疫がすでにあれば、感染をしないか、万が一感染をしても、重症化せず、他人に広げる可能性も大きく減ります。

つまり、ワクチンには集団内での感染拡大を止める力があるのです。個人に働きながら、人から人への感染伝播のプロセスも抑えるので、社会でワクチン接種が進むと、ある時点から急激に感染者の数が減ります。ワクチン接種を受けると、万が一自分が感染をしても、他人にうつしにくくなります。そのことをさらに示すのが、以下の論文です。

2020年12月27日から2021年8月6日までの期間にドイツのケルンで調査した結果です。[※1]この地では、2021年7月末までは主に変異株アルファが流行し、その後はデルタが流行しています(現在はオミクロンに置き換わっています)。調査対象は、ケルン地域でPCR陽性になった人たちと濃厚接触者(発症してから2日から2週間以内の感染者とマスク無しで1・5メートル以内の距離で10分間以上接触のあった人のこと)で、これらの人たちに対してワクチンがどのような効果を及ぼしたのかを調べています。具体的には、ワクチン2回接種者357人とその濃厚接触者979人、そして、ワクチン未接種者357人とその濃厚接触者802人、という二つの群について、性と年齢を合わせて比較しています。

すると、ワクチン接種者群の濃厚接触者で後に実際に感染した人の割合は10・1%でしたが、ワクチン未接種者群の濃厚接触者は37・8%が感染をしていました。また、接種者群と未接種者群で比べると、感染者の症状はワクチン接種者群で明らかにより軽く、さら

※1 https://www.mdpi.com/2076-393X/9/11/1267

にＰＣＲのCt値（高いほど陽性者からの排出ウイルス量が少ない）はワクチン接種者群でより高くなっていました。つまり、ワクチン接種をすると、万が一感染をしても軽くすみ、検出されるウイルス量が少なく、さらに、他人にうつすリスクが3分の1ぐらいに減るのです。

実は同様の結果が、すでにイギリスから報告[※2]されています。家庭内感染の場合、ワクチン接種を1回でもしていると感染を広げるリスクが未接種者に比べて40～50％低くなることがわかっています。

日本では、第5波の後、どうしてこれほど急激に感染者が減ったのかわからない、などという頼りない意見を聞くことがありますが、それは感染対策を重ねて行うことの重要性をよく理解していない方々のご意見です。

一方、私は次のように考えています。まず、ワクチン接種は、個人レベルで新型コロナにかかりにくくさせるだけでなく、万が一感染しても他人にうつしにくくなります。ワクチン接種で感染する確率が10分の1となり、感染伝播の確率がさらに3分の1になるのであれば、両方で30分の1となります。さらにマスク着用で感染伝播の確率が5分の1になれば、すべて合わせて１５０分の1となります。つまり、複数の感染対策を重ねて行うと、個人や社会での感染リスクが大きく減り、ある時点から急速に社会の中で感染者が減りうるのです。

※2　*New Engl J Med,* 385:759, 2021

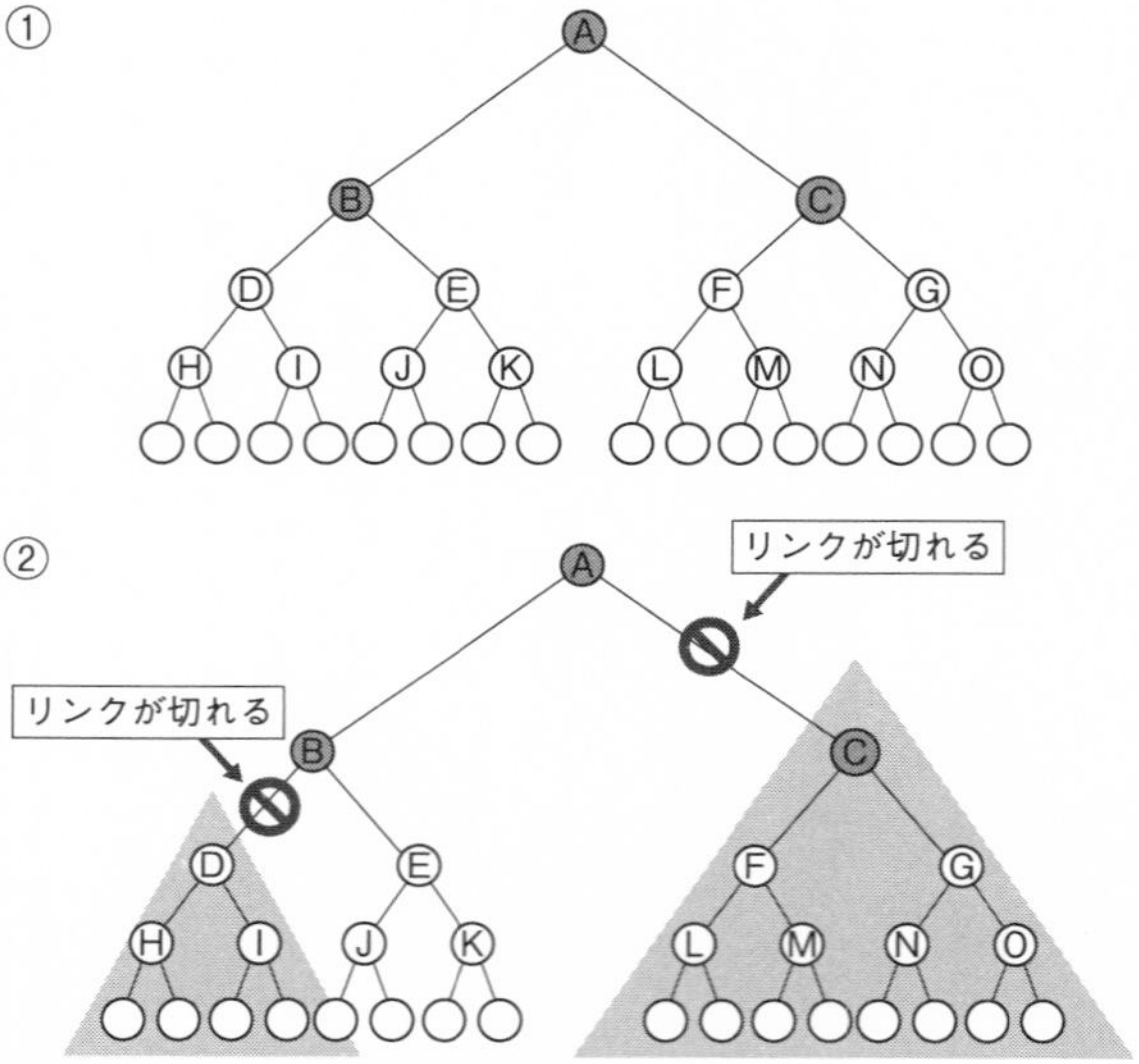


**図3-2　リンク切れがおきると社会の中で大幅に感染者が減る**
（大阪大学感染症総合教育研究拠点・池田陽一准教授）

それを示したのが図3－2です。まず①に見られるように、感染は濃厚接触によって広がるので、身近に陽性者・濃厚接触者が出て、人から人への感染リンクができ、これがつながると大きな感染の山ができます。しかし、②に見られるように、感染するはずだった人（たとえばC）が複合的な対策をとると感染が起こらず、感染のリンクが切れ、このために、C以下の感染者がすべて消えます。同様に、Dの人で同じことが起きると、D以下の山がすべて消えます。このようなことが繰り返されると、社会の中では急激に感染者が減ることになります（この「リンク切れ」の考え方は大阪大学感染症総合教育研究拠点の池田陽一准教授からお聞きしたものです）。

実際、日本では多くの方々が社会的対策をしっかりと維持しているために、感染リンクが簡単にはつながらず、結果的に社会の中で吹きすさぶウイルス量が海外に比べてずっと少なく、このためにワクチン効果が強く発揮されることになるのです。一方、ワクチン接種を進めながら社会的対策の維持を怠った国（アメリカ、イギリス、ドイツ、フランス、韓国など）では、すべて、感染の嵐が吹き荒れています。

## 3-4　単にワクチン接種するだけでは駄目

短期間で集中してワクチン接種することで流行を封じ込めた日本に対して、欧米ではワクチン接種に時間をかけすぎたり、思うように接種率が伸びなかったりしたことで、その効果を限定的にしか引き出せませんでした。特に「反面教師」となるのがイギリスです。

イギリスでは、いったんは新規感染者数が大きく減り、さらに2021年7月上旬には感染者とワクチン接種者の合計が国民の80％以上になりました（＝抗体陽性者が80％以上になったということです）。これに気をよくしたイギリス公衆衛生当局は、感染が収束していない段階で、社会的規制をすべて解除しました。しかし、それ以降はイギリスではワクチン接種は思うように進まず、接種率が7割あたりで停滞していました。そのため規制が解除されると、新規感染者数は徐々に増えていきました。２０２１年12月にはオミクロンへの急激な置き換わりが進んだこともあり、12月上旬時点で、新規感染者数が連日５万人以上、２０２２年1月には一日の新規感染者数がなんと27万人を超える日が出るなど、一日の入院者数が約３０００人となっています（ちなみにイギリスの場合、入院者は感染者の２％程度で大部分が自宅療養です）。

一方で、ワクチンの重症化予防効果によって最悪時には１３００人を超えた一日の死者数は数百人台でとどまっています。なんとか踏みとどまっているようにも見えますが、新型コロナウイルス感染症では、感染者の１～２割に後遺症が出るといわれており、イギリスでは単純計算で毎日数千人の後遺症患者が生まれていることになります。後遺症は短期間では解消されないので、このような状態が続くと、医療に深刻な影響を与えます。

この状況を客観的かつ経時的に眺めるために、イギリス公衆衛生庁の抗体陽性者のデータとworldometerの感染者数データを組み合わせて、比較してみました（図３-３）。

図の上半分を見ると、イギリスは２０２０年暮れからワクチン接種を始めたことにより、感染者とワクチン接種者が持つ「S抗体」の陽性者がぐんぐんと上昇したことがわかります。そしてS抗体陽性者が８割を超えた２０２１年７月時点でイギリスは社会的な規

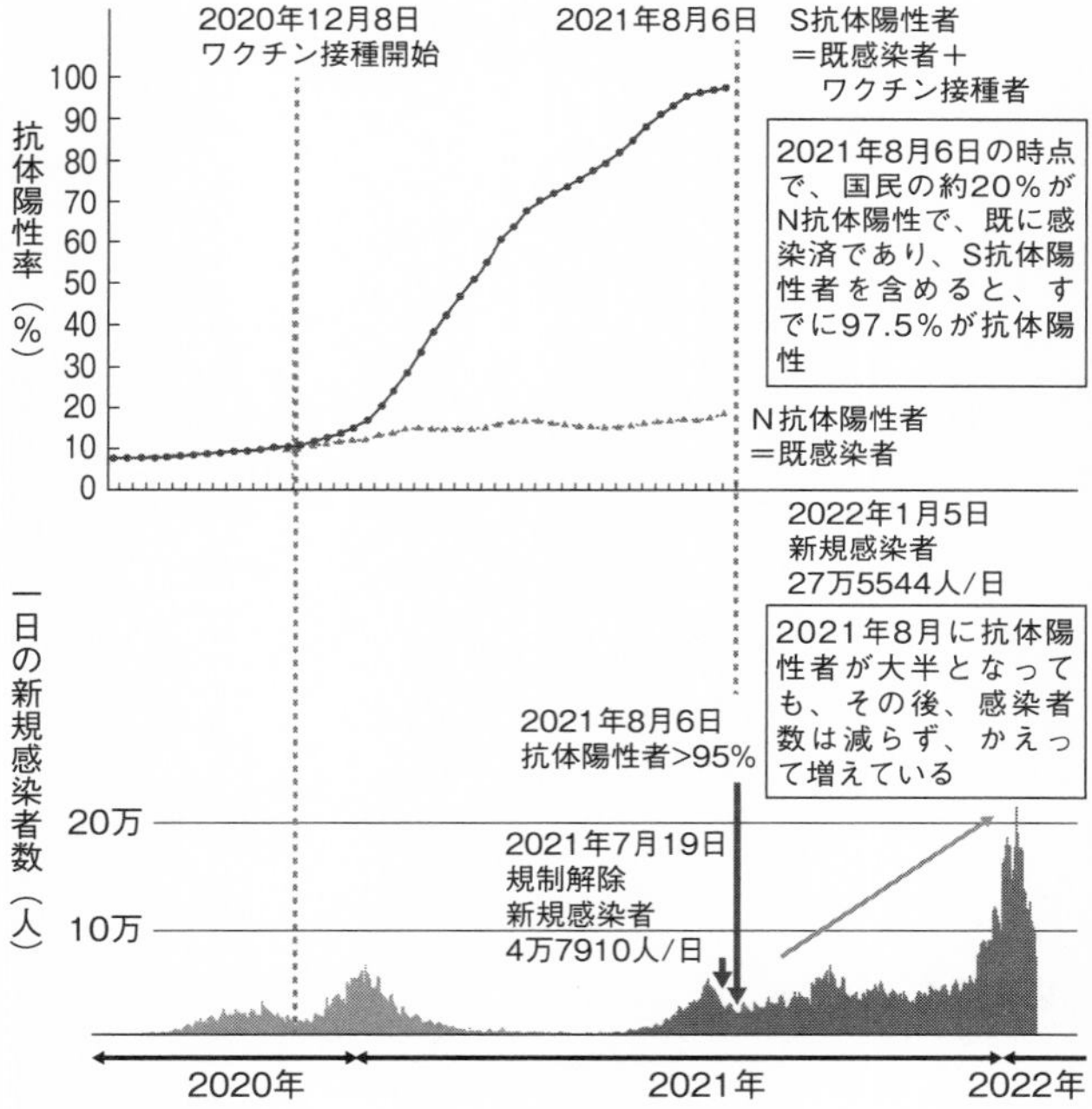


**図3-3　イギリスでは抗体陽性者が大部分となっても、感染者が減らず、かえって増えている**

図の上半分は、既感染者が陽性となるN抗体の陽性率と既感染者とワクチン接種者が陽性になるS抗体の陽性率の時間的推移を示す（ロンドン市のデータ）。N抗体陽性者は時間とともに増加して、2021年8月6日時点で約20％が陽性であった。これに対してS抗体陽性者は2020年12月8日にワクチン接種開始後から急増して2021年8月6日時点で97.5％が陽性であった。図の下半分は、2020年2月から2022年1月の間の一日の新規感染者数の推移を示す。抗体陽性者が大半となった後でも感染者数は減らず、かえって増加した制の解除を行いました。感染者のみが持つ「N抗体」を指標にすると、約20％のイギリス国民が新型コロナに感染していたことがわかります（日本と比べて10倍以上高い頻度です）。そして2021年8月になると、S抗体陽性者は実に97・5％に達します。つまり100％近いイギリス人が新型コロナウイルスの抗体を持ったことになります。これまでの公衆衛生疫学の考え方にもとづけば、感染が自然に収束する集団免疫が確立されていてもおかしくありません。

この間、国内の感染者数がどのように推移したのかを示すのが図の下半分です。イギリスでは2020年暮れの第2波はワクチン接種によってほぼ完全に収まったのですが、2021年半ばぐらいから新規感染者が増え始め、7月19日に規制解除に踏み切ってからは、前述したとおり、連日、新規感染者数が一日4万〜5万人になり、2021年12月からはオミクロンの流行が始まるとともに新規感染者の数は20万人を超えた日もありました。

感染再燃の理由の一つは、イスラエルと同様に、感染者がまだ多いままで社会規制を外してしまったことです。このウイルスは口からの飛沫によって伝播するのですから、マスクを着用しない人が多いイギリスでは当然のこと感染が広がりやすくなります。

もう一つの理由は、ワクチン接種進捗の遅さです。イギリスは途中まではワクチン接種がうまく進んだのですが、今は失速状態となり、2回接種者の割合がようやく7割に達し

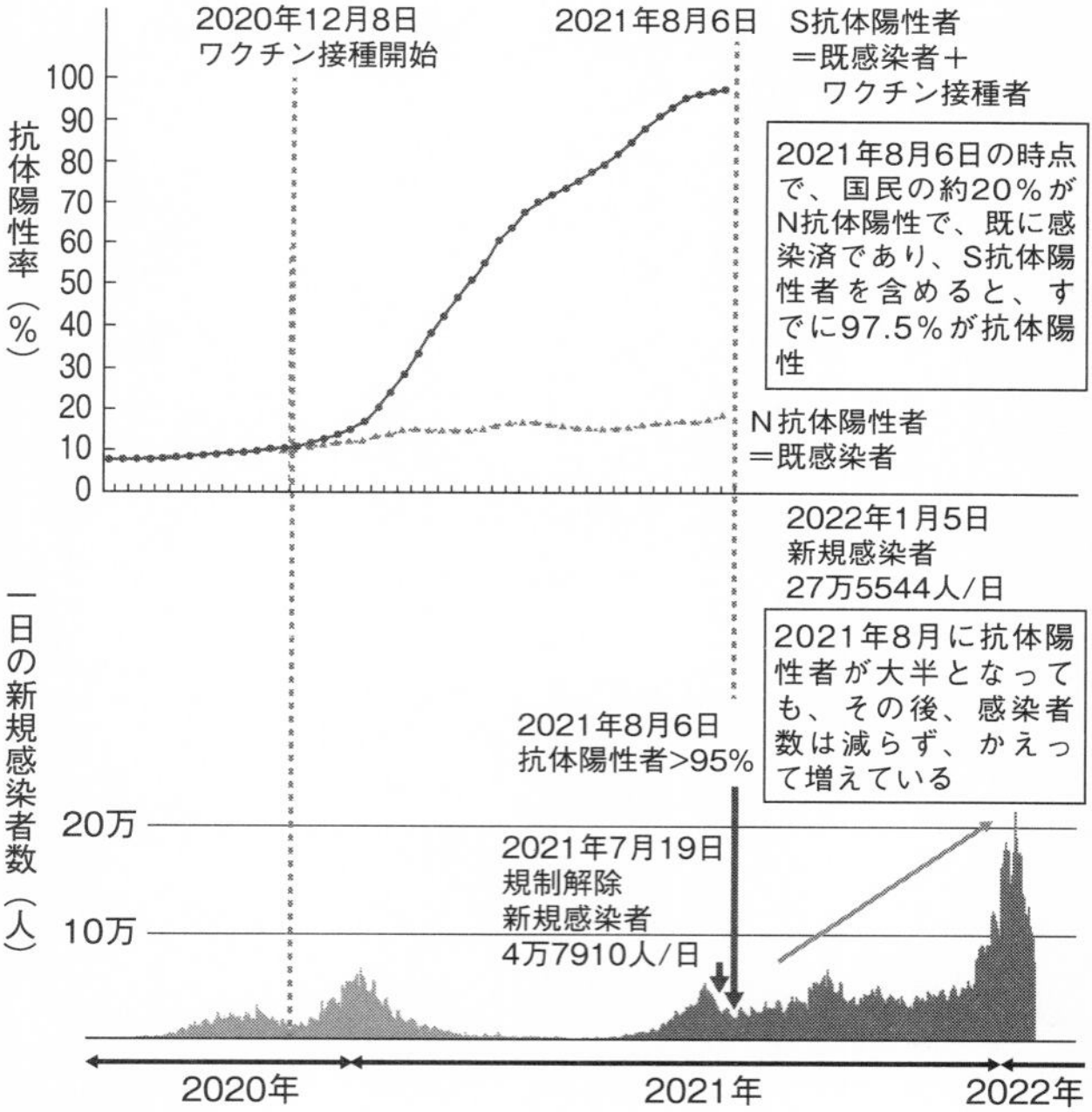


**図3-3　再掲**

た状態です。日本よりずっと早く始めたにもかかわらず、2回接種率が日本より低いのです。そうなると、早くにワクチン接種をした人の「免疫力」が下がってきます。これは早期に新型コロナにかかった人も同様です。ワクチン反対派のなかには、ワクチンによって獲得した免疫よりも自然感染したほうが良質の免疫が獲得できると誤解している方もいるようですが、実態は逆で、自然感染のほうが再感染のリスクが高いといわれています。

いずれせよ、新型コロナウイルスの場合、抗体を獲得しているからといって、感染を完全に免れるわけではありません。時間が経てば経つほど、「免疫力」が徐々に低下していくので、感染リスクが高まります。社会に感染者が多数存在していると、ウイルスに曝露する機会も増えるため、いっそう危険な状態にさらされます。

イギリスの状況を見ると、抗体の陽性率が100%近くになっても感染が収束する保証がないことがわかります。そして、ワクチン接種のスピードが遅いと、期待されたような感染予防効果が十分に発揮できないことがわかります。

2022年2月21日、イギリスは、イングランドで感染者の隔離を不要とし、法的な規制をすべて撤廃しました。これからはインフルエンザと同様に「普通の風邪」として扱うようです。規制の全面的解除は世界初の試みで、壮大な社会実験といえるでしょう。イギリスは、ワクチンの重症化予防効果で、医療崩壊は免れると判断したようですが、オミクロンに代わる新たな変異株が登場したときに、再び感染拡大を招かないか不安を覚えます。

## 3-5　ワクチン接種とともに社会的、個人的対策が伴わないと……

日本における第5波の急激な感染収束を見れば、ワクチン接種の有効性は明らかですが、ワクチン反対派の人たちは、感染が収束したのは、国民のほぼ全員がデルタに感染して獲得免疫ができたとかウイルスが自壊したかのような説明をされる方が多いようです。しかし、前に述べたように、これを裏付けるような科学的エビデンスはいっさいありません。一方で、ワクチン反対派は、イスラエル、イギリス、アメリカ、韓国などの例を挙げて、ワクチン接種率が上昇しながら感染者が再び急増しているので、ワクチンが効いていないと言います。

しかし、疫学的データからは、ワクチンはデルタに対しても明らかによく効いていて、オミクロンが流行してからは感染予防の有効率はかなり下がっているものの、重症化を抑える有効率は相変わらず80〜90％ぐらいあります。

では、ワクチン接種が進みながら、なぜ感染が制御できていない国があるのでしょうか。第2章ではイスラエルの例を挙げましたが、ここでは韓国の例を見てみましょう。

韓国では、日本と同様に強力な感染抑制策をとってきましたが、ワクチン接種が順調に進み、感染が収束傾向にあったため、２０２１年11月より、コロナとの共存を目指す政策を開始して、大幅に規制を緩和しました。ソウルなど首都圏では、それまで午後10時までとしていた飲食店などの店内営業時間の制限が撤廃され、家族や友人の集まりは、人数制限が8人から最大10人に緩和されました。感染リスクが高いとされ、いろいろな制限があったカラオケやナイトクラブなど遊興施設でも、ワクチンパスポート（接種証明書）を試験導入して規制を緩めました。

ところが、「コロナ共存策」を始めた途端に感染者が急増して、2021年12月中旬には新規感染者数は7000人台を突破し、過去最悪を記録、死者数も大幅に増えました。国民の7割以上がワクチンの2回接種を終えていたにもかかわらずです。そこで韓国政府はあわてて追加接種を始めました。辛うじてデルタの感染拡大を食い止めることができましたが、感染対策の「優等生」だった韓国であっても、少し手綱を緩めた途端にこのような状況になってしまうわけです。

## 3-6　第6波の感染爆発はなぜ防げなかったのか？

日本では、デルタの流行に合わせてワクチンの集中的な接種がうまく進んだことと、しっかりした感染対策を維持したこと、これらの二つが相乗的に働いたことにより、2021年の年末まではなんとか感染が抑えられていました。

しかし、本章の冒頭に説明したとおり、日本では、2022年1月に入ると第6波に見舞われました。ヨーロッパやアメリカで発生したオミクロンが日本にもやってきたのです。タイミングが悪いことに、デルタを制圧した気の緩みもあり、年末・年始とその後の成人式などで人出が増えました。多人数で会食するとウイルスに曝露しやすくなり、侵入してきたオミクロンがここで一気に広がりました。

そもそもワクチンの効果は永久的ではなく、必ず時間の経過とともに減衰してきます。日本で2回のワクチン接種を終えた方が国民の約半数を超えたのが8月下旬。第6波が猛威を奮った2022年2月末は、前年の8月下旬にワクチン2回接種を終えた方がちょうど接種後6ヵ月目を迎えていました。デルタであれば、接種後6ヵ月後であっても感染予防効果は60%程度あります。しかし先に説明したとおり、オミクロンに対しては予防効果がずっと大きく下がっていました。

また社会で感染者が急増すると、ウイルスに感染するリスクが飛躍的に高まる「土砂降り」の状態になるので、ワクチン2回接種をすませて感染対策に注意している人々の間でも感染が広がっていったのです。つまり、感染力の強いオミクロンの流行、感染予防策の緩み、ワクチンの感染予防効果の減衰という3つの要素が重なったため、過去最悪レベルの感染拡大が生まれたと見ています。

お隣の韓国では、日本をはるかに上回る、オミクロンの感染爆発が起きています（図3-4）。2021年12月のデルタの流行は追加接種で抑えられたのですが、2022年2月から始まったオミクロンの流行にはブレーキをかけられませんでした。

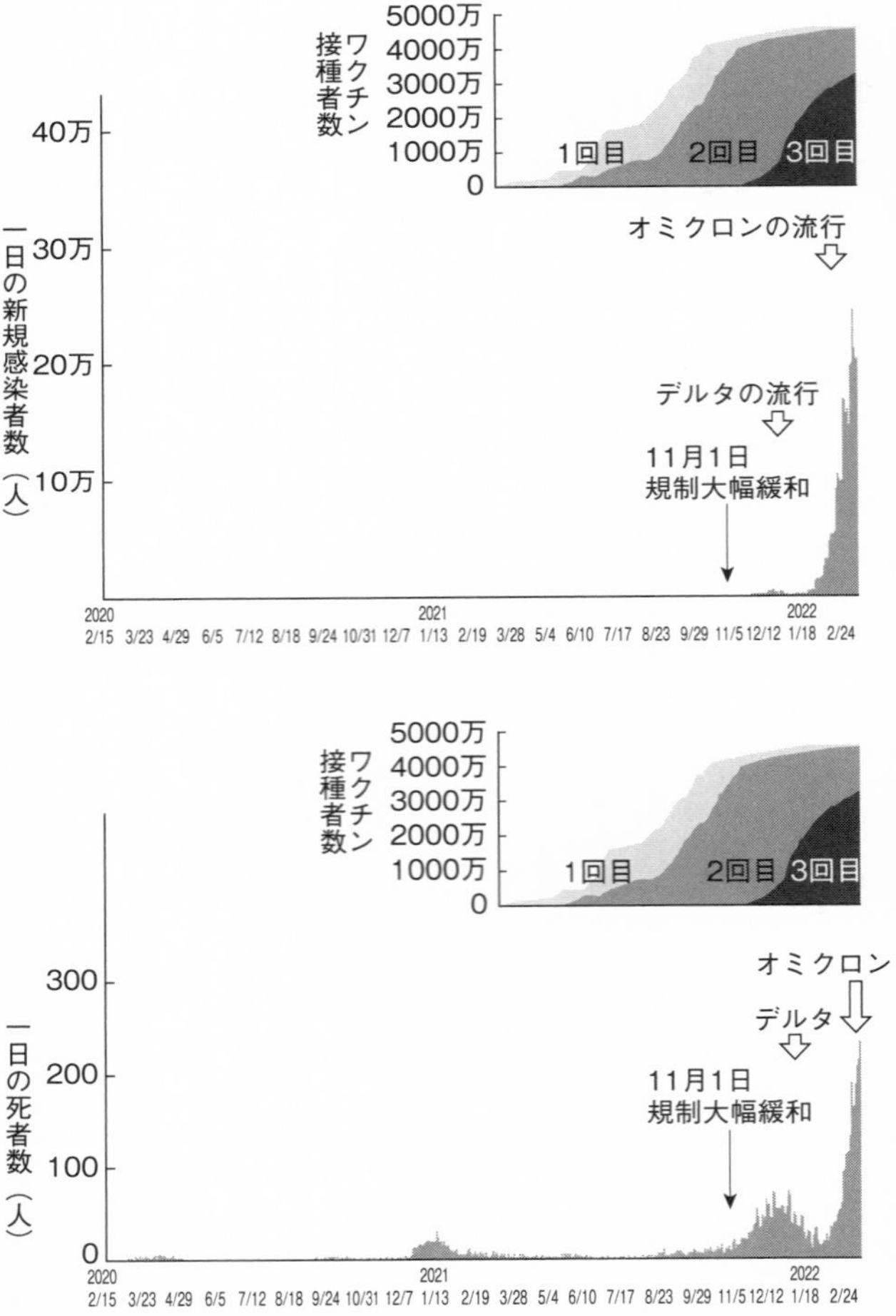
ワクチン接種者数
5000万
4000万
3000万
2000万
1000万
0
1回目
2回目
3回目
オミクロンの流行
デルタの流行
11月1日
規制大幅緩和
一日の新規感染者数（人）
40万
30万
20万
10万
2020
2021
2022
2/15 3/23 4/29 6/5 7/12 8/18 9/24 10/31 12/7 1/13 2/19 3/28 5/4 6/10 7/17 8/23 9/29 11/5 12/12 1/18 2/24
ワクチン接種者数
5000万
4000万
3000万
2000万
1000万
0
1回目
2回目
3回目
オミクロン
デルタ
11月1日
規制大幅緩和
一日の死者数（人）
300
200
100
0
2020
2021
2022
2/15 3/23 4/29 6/5 7/12 8/18 9/24 10/31 12/7 1/13 2/19 3/28 5/4 6/10 7/17 8/23 9/29 11/5 12/12 1/18 2/24

**図3-4　韓国の感染状況**

韓国では、すでに60％以上が追加接種を終えており、日本よりも先行しているのですが、一度社会規制を緩めたなかではオミクロンの流行は止まらず、3月17日には62万１３２８人もの新規感染者が出ました。これは日本の人口で考えると約１５０万人に相当します。これまで徹底的な検査や隔離による「K防疫」を誇ってきた韓国ですら、ひとたび感染予防策を緩めてしまうと、感染をまったく制御できなくなってしまうのです。

このように新型コロナウイルスの流行は、変異株の感染力、感染予防策の徹底度、ワクチンの感染予防効果の減衰、社会に存在するウイルスの総量など複数のパラメーターによって目まぐるしく変わるので、その動向を正確に予測して、制御することはきわめて困難です。

しかし感染を収束させるためにやるべきことは決まっています。まずは、マスク着用、3密回避、通風・換気の励行などの感染予防策をしっかりと取ることです。そのうえで、ワクチンの追加接種を推進して感染予防効果を維持するのです。反ワクチン派の方が主張するように、ワクチンを打たずに自然感染を良しとして、マスクも着用せず、多人数での飲食を続けるようなやり方は危険なアプローチと言わざるをえません。

新型コロナウイルスは自然感染すれば、再び感染を免れるようなウイルスではありません。ワクチンの効果が時間の経過とともに減衰するのと同様に、一度感染したとしても、時間の経過とともに感染リスクが高まり、繰り返し感染します。感染予防策を放棄して、自然感染のみで安定した集団免疫を獲得するというのは科学的に見てきわめて困難です。

『新型コロナワクチン 本当の「真実」』にも書きましたが、自然感染で得られる免疫よりも、ワクチン接種による免疫のほうが質の高いことが科学的にも裏付けられています。ワクチン接種でできる抗体は、自然感染でできる抗体に比べて、ウイルスのスパイクタンパク質に対する結合性が高いため、高い感染予防効果があります。また、ワクチン接種で得られた中和抗体は、自然感染で得られた抗体よりも反応性も幅広いため、複数の変異株を中和できます。しかもワクチンでできた免疫は、追加接種で効果を高めることができます。

病原性が低いといわれるオミクロンであっても、高齢者が感染すれば重症化や死亡するリスクは依然として高く、若い世代の後遺症も無視できません。となれば、自然感染ではなく、ワクチン接種によって良質の免疫を獲得するほうが合理的です。

猛威を振るっているオミクロンも、感染予防策を徹底したうえでワクチン接種を続けていけば、いずれ収束に向かうはずです。オミクロンに続く変異株が出てきてもやるべきことは変わりません。

# 第4章

# 3回目追加接種は本当に必要なのか?

本章では次のような不安・疑問が解決します

Q. ワクチンの感染予防効果はいつまで持続するのか?

Q. オミクロンの感染をどれだけ防げるのか?

Q. オミクロンに特化した改良ワクチンを待つほうがよいのか?

Q. いつまでワクチンを打ち続ける必要があるのか?

２０２１年11月、感染力の高いデルタよりもさらに高い感染力を持つオミクロンが南アフリカで発見され、瞬く間に全世界に広がりました。日本はデルタの感染制御には成功しましたが、オミクロンの封じ込めには失敗し、過去最悪レベルの感染拡大に見舞われました。そんななかで注目を集めているのが、３回目のワクチン接種、いわゆる追加接種です。発熱や頭痛、筋肉痛などの副反応の発生頻度が比較的高いｍＲＮＡワクチンを再度打つことに気が進まない方も多いでしょうが、ワクチンの予防効果は永遠に続くわけではありません。いずれ3回目の接種を受ける必要があります。

ただし、追加接種をするにしても、どのタイミングでどのメーカーのワクチンを選ぶのかは悩ましい問題です。そもそも3回目の接種で感染予防や重症化予防効果がどの程度高まるのでしょうか。また、既存のワクチンを使った追加接種でオミクロンの感染を防御することができるのでしょうか。さらには、今後、あと何回の接種が必要になるのでしょうか？　次から次へと疑問が尽きません。本章では、とりあえず最新の科学的エビデンスに基づいて、追加接種の感染予防効果にまつわる疑問にお答えします（副反応やどのワクチンを接種すべきかについては第5章で説明します）。

## 4-1　デルタの感染予防効果の謎

追加接種の話に入る前に、新型コロナワクチンの感染予防効果の持続期間について説明します。デルタの登場によって、ワクチンの効果が徐々に低下していることは、第2章や第3章でも説明したとおりですが、感染予防効果はどの程度維持されるのでしょうか。

これはとても大事な問題です。というのは、もしワクチンの効果が数ヵ月しか持続しないとすると、接種から半年後にはワクチン接種者の抵抗性が下がってしまい、再感染をする人が増えてくる可能性があるからです。つまり、安定した集団免疫の形成は難しくなり、3回目の接種のみならず、その後も繰り返しワクチンを接種しないといけなくなるかもしれません。

新型コロナワクチンの感染予防効果がどの程度持続して、どのような軌跡をたどって低下していくのかについては、まだよくわかっていない部分があります。実際、新型コロナワクチンの感染予防効果に関するデータにはかなりバラツキがあります。『New England Journal of Medicine』２０２１年7月21日号オンライン版で、イギリスの研究チームが発表したデータ[※1]によると、ファイザー製ワクチンを2回接種した場合のデルタの発症予防有効率は88・０％でした。これが調べられたのは、主に２０２１年4～5月で、イギリスでデルタの流行が始まりかけた時期でした。ところが、第2章でも説明したとおり、イスラエル保健省が7月5日に発表したデータでは、ファイザー製ワクチンの感染予防効果はも

※1 https://www.nejm.org/doi/full/10.1056/NEJMoa2108891

っと低く、64％となっています。そして、同省が7月22日に追加発表したデータ[※2]では、感染予防効果は39・0％、軽症に抑える効果は41・0％と、さらに下がっています。この調査・分析は、デルタへの感染事例がイスラエル国内でも確認され、感染拡大が認識された6月以降のデータに基づいて行われたものです。

それにしても国や調査時期が違うとはいえ、同じデルタの感染予防効果が、イスラエルでは39％と『New England Journal of Medicine』が発表したイギリスの88％の半分以下しかないというのは驚きです。どうしてこのような差が出たのでしょうか？

一番の違いは、それぞれの地における変異株の流行の程度です。イギリスの調査はデルタ感染が始まりかけた時期のもの、一方、イスラエルの調査はデルタ感染がまさに急増中の時期でした。つまり「吹き荒れるウイルスの嵐」の程度に大きな差があったのです。イギリスはアルファの感染をワクチン接種でいったんは抑え、その後すぐに4～5月からはデルタの感染が始まりかけました。この時期にワクチンの効果について調べたのです。

一方、イスラエルでは6月1日の段階で新規感染者数が減少してきたという理由で、店舗やレストランでの人数制限や野外での集会制限を解除し、6月15日からはマスク着用義務までも解除してしまったところ、ウイルスは急に「息を吹き返し」、わずかその1ヵ月後には大きな感染の波を起こしたのです。さらに、イスラエルではワクチン未接種者が社

※2　https://www.jetro.go.jp/biznews/2021/07/16bdadf02845ac35.html

会全体の約35％を占めていて、新規感染者の多くがワクチン未接種者であり、ワクチン接種者に比べてウイルス排出量が多かったと思われます。イスラエルでの調査はこの時期だったのです。この違いが、デルタに対する予防効果がイギリスでは8割以上、一方、イスラエルでは4割程度という差を生んだものと思われます。

では、日本でのデルタに対するワクチン効果はどうだったのでしょうか？　日本の第5波はデルタによるものでしたが、この流行を短期間のワクチン接種で封じ込めた日本では、喜ばしいことに、イスラエルよりもはるかに高い感染予防効果が出ました。国立感染症研究所が、国内でほぼデルタが主流になった8月に、発熱などの症状で関東の7医療機関を受診した1353人を対象に調査を実施したところ、ワクチンを2回接種した人の発症予防効果は87％でした[※3]（2021年11月9日読売新聞オンライン）。

新型コロナウイルスの感染状況はめまぐるしく変化するため、感染予防効果については、調査対象や実施地域・時期によって、このようにかなりバラツキがあります。しかし、傾向はいずれも同じです。すなわち、ワクチン接種後時間が経つとワクチンの効果が落ちてきます。そして、その低下は、感染者の多い時期あるいは地域で顕著になります。たとえばアメリカがその例に当たります。

以下は『Lancet』2021年10月4日号に掲載されたデータ[※4]です。2020年12月14日

※3　https://www.yomiuri.co.jp/medical/20211109-OYT1T50239/
※4　https://www.thelancet.com/journals/lancet/article/PIIS0140-6736(21)02183-8/fulltext

から2021年8月8日までアメリカで約340万人のデータを解析した結果です（図4－1）。この期間、アメリカでは3回の感染の大きな波を経験しています。

図4－1の上のグラフは感染予防効果の時間的推移を示しています。ワクチンが感染を防ぐ有効率が縦軸、ワクチン2回目接種からの時間が横軸です。これを見ると、接種を受けた人の年代別にワクチンの感染予防に関する有効率が示されています。これを見ると、ほぼすべての年齢層で当初90％ぐらいあった有効率がワクチン接種後3ヵ月ぐらいから下がり始め、5ヵ月までの間に約50％にまで落ちています。また、下段のグラフは感染予防に対する有効率の推移をウイルス変異株別に見ていますが、デルタを含むすべての株で下がってきています。これらのことから、ワクチンの感染予防効果低減は、ウイルスが免疫を回避する能力を獲得したためだけではなく、ワクチン自体の効果が時間とともに下がってきたことが大きな原因であると思われます。一方、図4－2を見ると、ワクチンの入院抑制率（重症化抑制率）はほとんど下がっていません。

第3章でも説明しましたが、日本でもワクチン接種2回目を終えてから半年以上経過した人が増えてきており、デルタの感染予防効果は50％程度まで落ちています。遺伝子変異の多いオミクロンにいたっては感染予防効果がさらに大きく下がっていると予想されます。そこで重要になってくるのが、予防効果を回復する3回目の追加接種です。

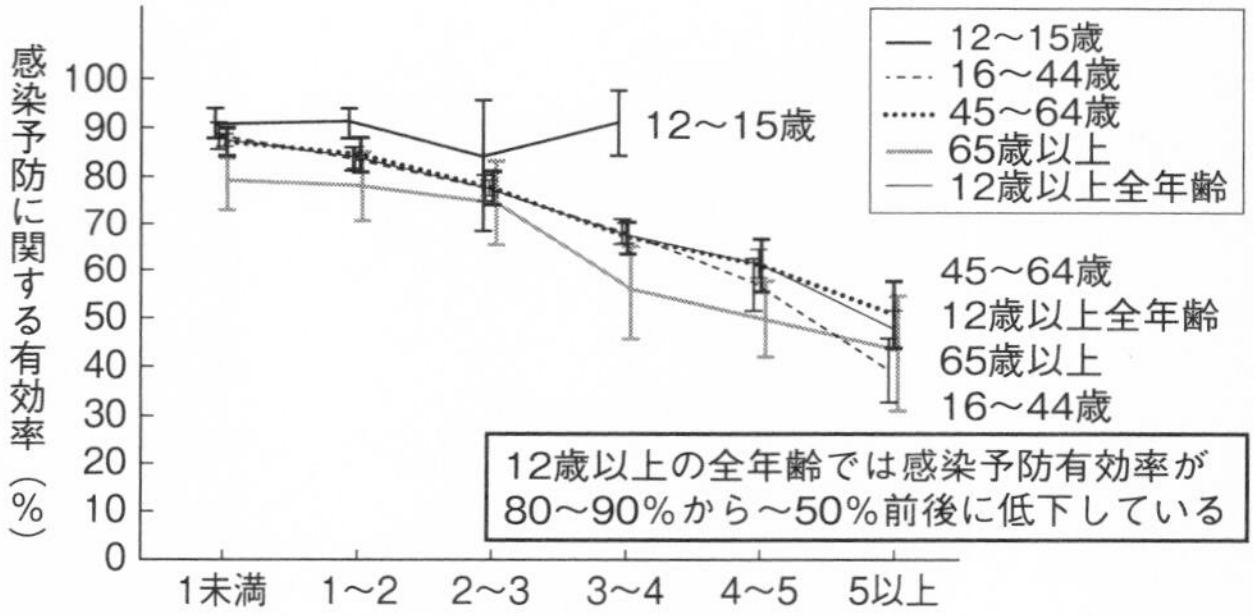


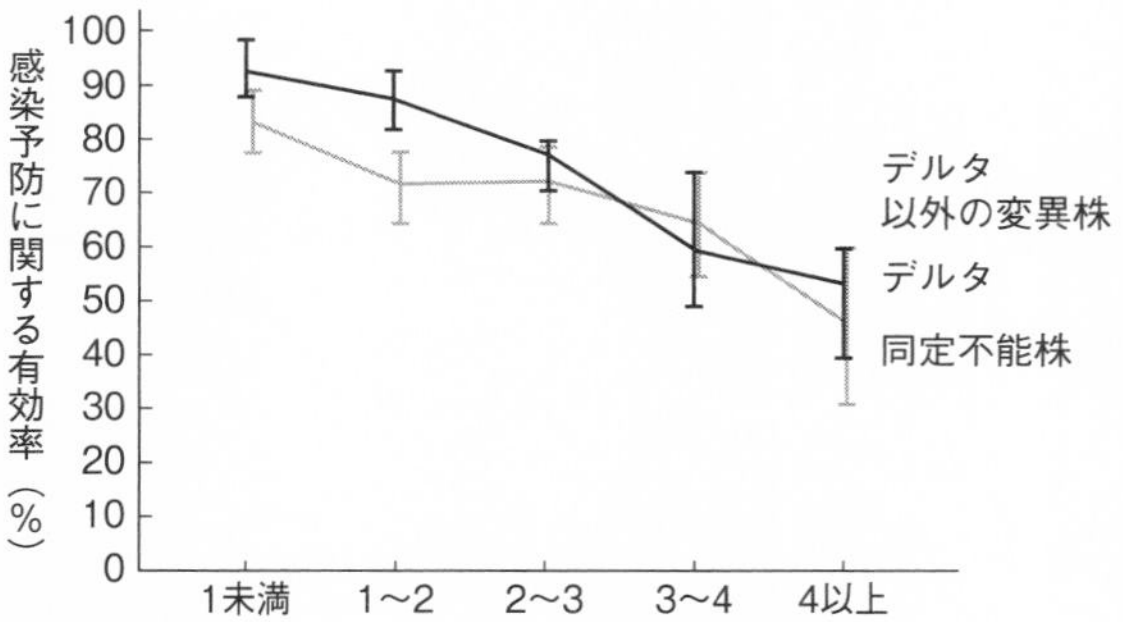


**図4-1　アメリカではファイザー製ワクチンの感染予防効果が下がりつつある。これはデルタのみならず、すべての変異株に共通している**

2020年12月14日から2021年8月8日までの約340万人に関するアメリカにおける調査結果をまとめたもの（Tartof SY et al., *Lancet*, Oct 4, 2021から抜粋）。横軸はワクチン2回接種後の時間（月数）、縦軸はワクチンの感染予防の有効率（%）を示す

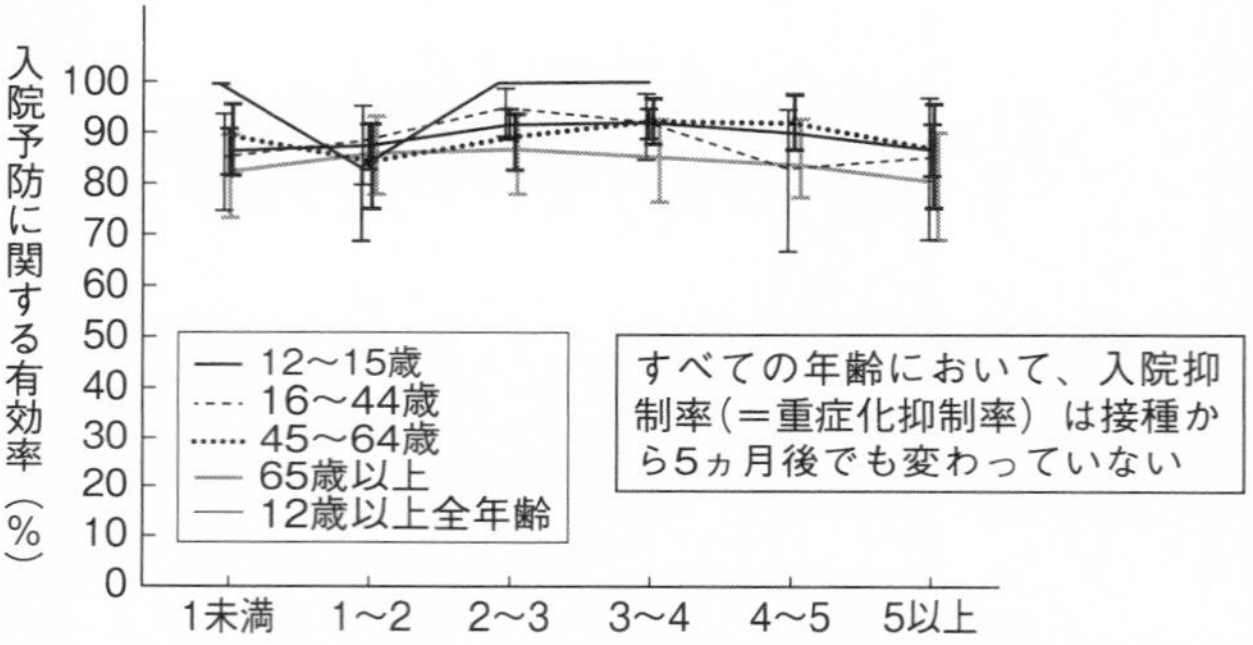


**図4-2　ファイザー製ワクチンの感染予防効果は下がっているが、入院抑制率（重症化率）はほとんど下がっていない**

2020年12月14日から2021年8月8日までの約340万人に関するアメリカにおける調査結果をまとめたもの（Tartof SY et al., *Lancet*, Oct 4, 2021から抜粋）。横軸はワクチン2回接種後の時間（月数）、縦軸はワクチンの入院予防（＝重症化予防）の有効率（%）を示す

## 4-2　追加接種の効果は？

日本で追加接種に使われるｍＲＮＡワクチンは、武漢で発生した新型コロナウイルスを標的にした従来型です。オミクロンに特化して作られたワクチンではありません。そのため、反ワクチン派は「オミクロンは従来のワクチンがまったく効かない。接種するだけ無駄」と主張しています。本当にそうでしょうか。

追加接種は、イスラエルやイギリスなどの一部の国々で始まったばかりで、短期間で感染拡大したオミクロンに対する追加接種の予防効果についてのデータはまだ十分ではありませんが、これまでに報告されたデータを見るかぎり、反ワク

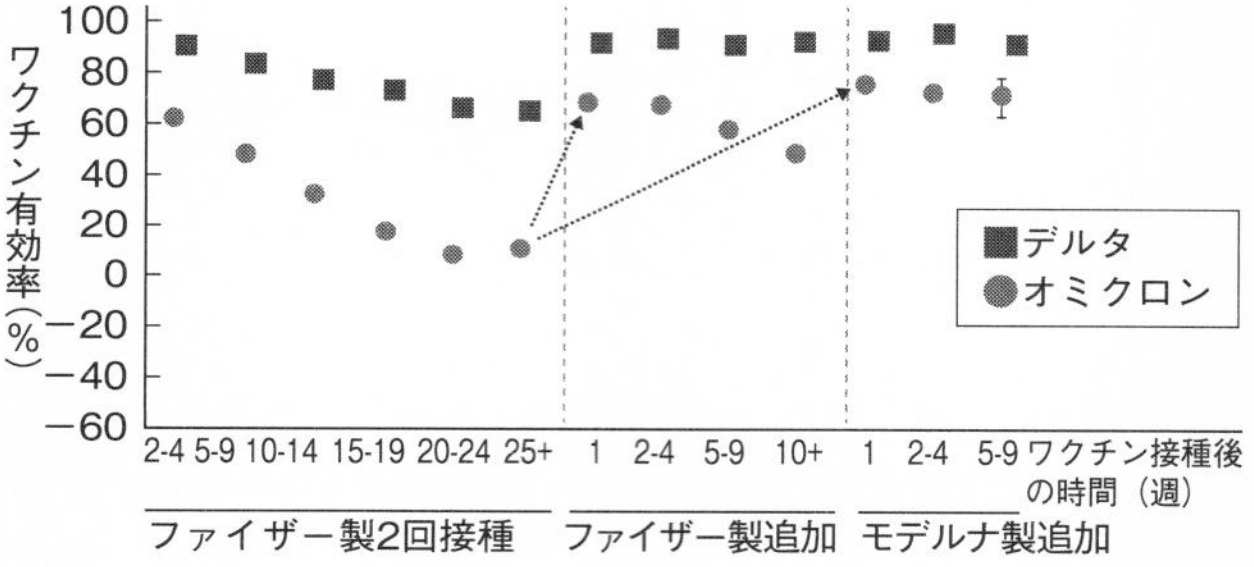


**図1-5 mRNAワクチンの発症予防効果はオミクロンに対しては下がるが、追加接種により上昇する（再掲）**

2021年12月31日のイギリス保健安全保障庁のデータ。ファイザー製ワクチン2回接種後に見られたワクチンの発症予防効果を有効率として表し、デルタとオミクロンに対する効果を比較した。その後、ファイザー製あるいはモデルナ製ワクチンで追加接種を行い、ワクチン有効率をさらに比較した

チン派が主張するようなことはなさそうです。第1章でも紹介しましたが、2021年12月にイギリス保健安全保障庁のデータ（図1－5再掲）によると、ファイザー製あるいはモデルナ製ワクチンで追加接種をすると、ワクチンの有効率が60％台に上昇することがわかっています。

2022年1月21日、アメリカのCDC（疾病対策予防センター）は3回接種した人はオミクロンに感染する可能性が低くなるとの調査結果※5を公表しました。CDCの研究者らが10の州で8万件以上の入院事例を調べたところ、オミクロン流行において入院を防ぐ追加接種の有効性は90％でした。

さらに、アメリカの医学論文誌『JAMA』

※5 https://www.cdc.gov/mmwr/volumes/71/wr/mm7104e3.htm?s_cid=mm7104e3_x

にも、追加接種がオミクロンによる発症を防ぐのに寄与していることを示す調査結果[※6]が掲載されています。アメリカ国内のオミクロン株の感染者1万3000人余りを調べたところ、症状が現れる可能性は追加接種をした人のほうが2回接種の人よりも66％低かったそうです。

さらに強力なデータが2022年2月になってアメリカ政府の週刊レポートで報告[※7]されています。その大事な部分を図4－3に示します。それによると、追加接種は、オミクロンの感染も入院も抑えます。これに対して、ワクチン未接種の人は、ワクチン接種完了＋追加接種済みの人に比べて、3・6倍感染しやすく、23・0倍入院しやすく、また、ワクチン接種済みだが追加接種をしていない人と比べても、2・0倍感染しやすく、5・3倍入院しやすい、という状態です。つまり、今のワクチンはオミクロンに対しても有効であり、追加接種によりさらにその有効性が増すことが示されています。

## 4－3　改良ワクチンを待つ必要はない

しかしながら、武漢型に対する約95％の感染予防効果に比べると、オミクロンの感染予防効果60％はかなり見劣りします。接種から約半年でその効果が半減することを考えると、追加接種を受けたからといって油断はできません。2022年1月以降、日本で起き

※6　https://jamanetwork.com/journals/jama/fullarticle/2788485
※7　https://www.cdc.gov/mmwr/volumes/71/wr/mm7105e1.htm

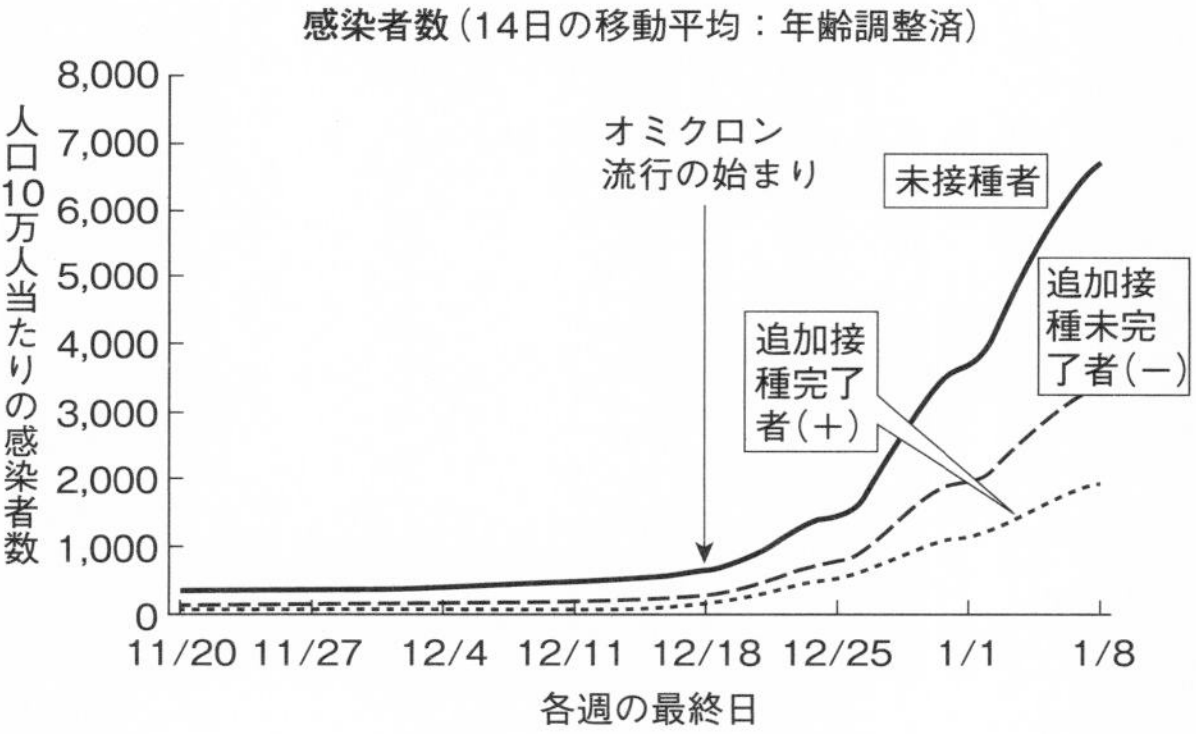


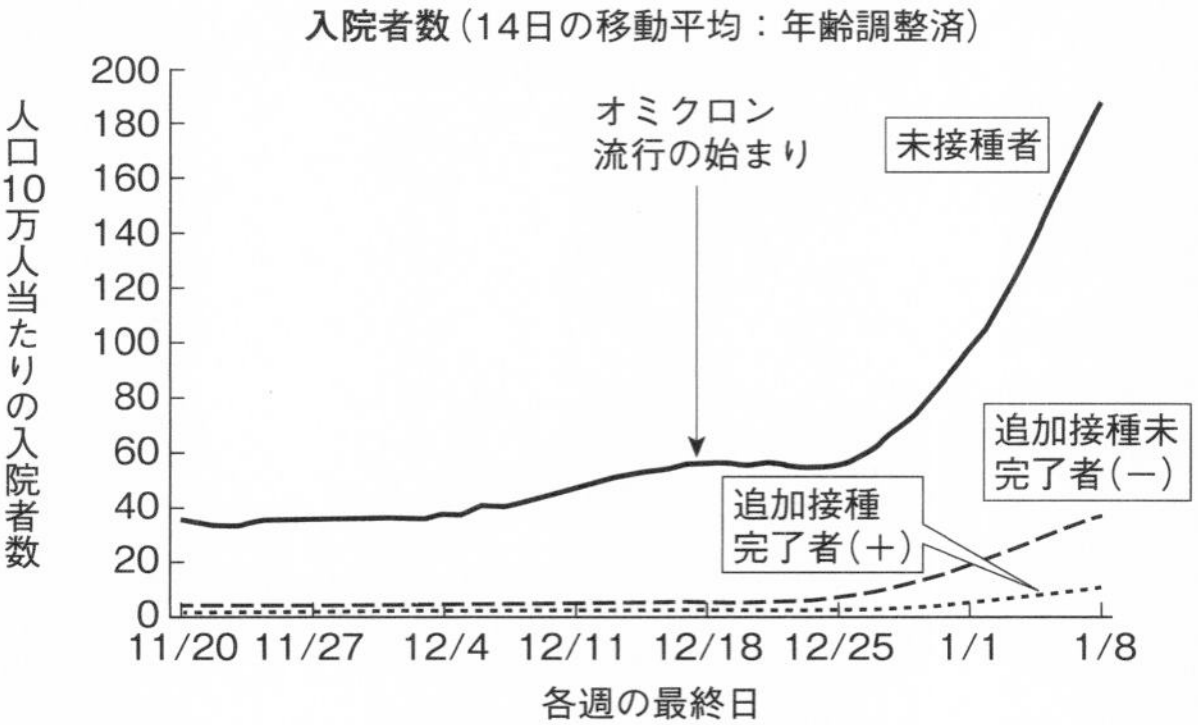


ワクチン未接種者は、接種完了・追加接種完了者（＋）に比べて、3.6倍感染しやすく、23.0倍入院しやすい。
接種完了・追加接種未完了者（－）に比べて、2.0倍感染しやすく、5.3倍入院しやすい。

**図4-3　新型コロナワクチン未接種者はオミクロンに感染しやすく、入院しやすい。追加接種は、感染も入院も有意に抑制する**
（アメリカ・ロサンゼルス郡 2021年11月20日～2022年1月8日）
（Danza P et al., *MMWR*, 71(5):177,2022.）

ているような感染爆発が起きると、大量のウイルスに曝露する機会も増えるので、3回目接種者でもブレイクスルー感染が起きる可能性があります。

「感染を完全に予防できないのであればワクチン接種は無意味」と考えるかもしれませんが、決してそんなことはありません。

先にも述べたように、新型コロナワクチンは感染を防ぐ有効率は半年ぐらいの間にかなり下がってくるものの、重症化を防ぐ有効率は十分に維持されるからです。調査によって感染予防効果の評価にかなりバラツキがありますが、重症化予防効果については、どの調査でも9割近い有効率を記録しています。デルタに関していえば、前述のファイザー製ワクチンの感染防止効果は39％しかないという衝撃的な結果になった、2021年7月のイスラエル保健省の調査でも、入院を要する程度の症状を抑止する効果は88％、重症化を防ぐ効果は91％ときわめて高い有効率になっています。

前述のCDCの調査によれば、アメリカ10州で8万8000件近くの入院事例を調べたところ、オミクロンに置き換わった2021年12月〜2022年1月にかけて、3回目追加接種による入院を防ぐ予防効果は90％だったことがわかりました。さらに先述のアメリカ政府の週刊レポートでも入院予防効果は高いままです。不幸にして感染したとしても重症化が避けられるのですから、追加接種を行う意義はあると考えられます。

ただし、2回接種を済ませていれば、追加接種については、高齢者と持病がある人以外は焦らなくてもよいと考えています。日本国内でもオミクロンが猛威を振るっていますが、制御不能になっている欧米に比べれば、ずいぶんましです。マスク着用、対人距離保持、3密を避けるなどの個人レベルでの感染対策をしっかり行い、いわゆる「リスク行動」（感染のリスクが上がる行動、特に大勢での飲食）を避ければ、容易には感染しません。政府も追加接種を前倒しするよう努力しているので、接種のタイミングになるのを粛々と待てばよいでしょう。

オミクロンに特化した改良型ワクチンの完成を待ちたいという方もいらっしゃるかもしれません。実際、ファイザー社やモデルナ社はすでに開発に着手しています。しかし、オミクロンは免疫回避型の変異株であるため、感染予防効果の高いワクチンを開発するのは難しいと言われています（詳しくは第9章のQ＆Aで説明します）。さらに、製造が承認されるまでには大規模な臨床試験を経なければなりません。日本で接種できるようになるのはいつになるのか見当もつかない状態ですから、それを待つよりも順番がきたらさっさと打ったほうがよいでしょう。

オミクロンにはデルタにない変異が多数ありますが、一方で、両方の株に共通する部分が非常に多く存在します。特に、現在のワクチンが抗原としているスパイクタンパク質の上には、デルタとオミクロンの間で共通部分が多々あり、その中には「免疫の目印」となる構造（エピトープ）が多数存在します。ということから、今のワクチンによって付与される免疫は、デルタのみならず、オミクロンにもそれなりの効果を示すはずです。

## 4-4 感染予防効果の低下は予想されたこと

ワクチン反対派のなかには、感染予防効果の低下をことさら強調し、「新型コロナワクチン接種には意味がない」と主張される方がいますが、私の考えは異なります。感染予防効果が仮に半年で半分になったとしても効果がゼロになったわけではありません。一方で、世代を問わず、80〜90％という高い重症化予防効果が引き続き維持されています。万が一、感染したとしても、入院しなくてもすむのであれば接種する価値は十分にあります。

そもそも感染症によってワクチンの持続期間が異なることは、免疫学や感染症を学んだことのある方にとっては「常識」です。拙著『免疫力を強くする』でも紹介した話ですが、重要なことなので、おさらいしてみましょう。図4-4はアメリカの科学記者のジョン・コーエン氏が『Science』誌に書いた記事をもとに作成したものです。ここでいう「効果持続期間」とは、ワクチンの当初の効果が50％以下に減弱する期間のことです。これを指標にすると、ワクチン効果が、非常に長く持続するものと、逆に非常に短いもの、そして、その中間のものとに分けることができます。

たとえば、破傷風、風しん、麻しん（はしか）、ジフテリアなどに対するワクチンの効果は、50年以上持続し、2022年4月より勧奨接種が再開される子宮頸がん（HPV）ワクチンでも30年以上の効果があるようです。

| ワクチンの種類 | 効果持続期間 |
| --- | --- |
| 破傷風 | 50年以上 |
| 風しん | 50年以上 |
| 麻しん（はしか） | 50年以上 |
| ジフテリア | 50年以上 |
| HPV（子宮頸がん） | 30年以上 |
| おたふく風邪 | 20年以内 |
| 百日咳 | 3年以内 |
| インフルエンザ | 4ヵ月以内 |

**図 4-4 ワクチンの効果持続期間**
『免疫力を強くする』（宮坂昌之著、講談社ブルーバックス p89より引用）

一方、百日咳ワクチンは3年以内と短く、インフルエンザワクチンにいたっては、4ヵ月程度という短さです。つまり、秋にワクチンを打つと、実際にインフルエンザがはやる季節（冬）の後半ではその効果はかなり弱くなってしまっているという可能性があります。

どうしてこのような大きな差が生まれるのか、実は、その理由はあまりよくわかっていません。現時点でわかっているのは、一つには、変異が入りやすい病原体では一度免疫ができても、新たに変異した株には効きにくくなることです。つまり、免疫ができたとしても、新たにできた相手に対しては免疫効果が低くなり、結果的にワクチンが効かなくなるということになります。

それから、生体側にも問題があるようです。病原体の感染あるいはワクチン接種によって、体内に病原体に特異的なメモリー・リンパ球（特定の病原体に出会ったことを覚えているリンパ球）と呼ばれる細胞ができ、この細胞が体内で生き続けると、免疫学的記憶が持続して、ワクチン効果も続くことになります。しかし、インフルエンザの場合には、ワクチン接種で作られた抗体が時間とともに早く減衰するだけでなく、メモリー・リンパ球の数もあまり増えず、長期間残らないのです。現在のところ、どのようにしてメモリー・リンパ球が体内で生み出され、どのように維持されているのか、そのメカニズムについてはわからないことばかりです。

一方、風しんでも、麻しんでも、おたふく風邪でもそうですが、病気にかかって回復すると、その後は免疫が非常に長期に続きます。これは、これらの病気に対するワクチンでもほぼ同じです。メモリー細胞が体内にできて、長期に生存するようになるのです。

新型コロナウイルスは、インフルエンザウイルスと同様に流行性感冒（風邪）を引き起こすRNAウイルスなので、ワクチンの効果持続期間はあまり長くないのではないかと予想されていました。すなわち、感染予防効果の減衰はある程度織り込みずみです。ことさら悲観視することではありません。

## 4-5　ワクチンの効果は中和抗体の量だけでは決まらない

ワクチンというと、感染を阻害する中和抗体ばかりが取り沙汰されます。しかし、常々、私が強調していることですが、ワクチンの感染予防効果は、感染を阻害する中和抗体の量だけで決まるわけではありません。ウイルス防御にはB細胞が作る中和抗体だけではなく、NK細胞（ナチュラルキラー細胞）、T細胞などの活躍も必要で、いずれもワクチン2回接種によって十分に活性化されます。

残念なことに、日本のマスコミはこのことをよく理解しておらず、中和抗体の減少だけを取り上げて、「ワクチン効果が短命かもしれない」という報道をしばしば流しています。たとえば、最近、ある雑誌では、エストニアでのワクチン接種者の抗体価を追跡した論文を引用して、「ファイザーワクチンは接種後6ヵ月でIgG抗体価がピーク時の7％に低下」というセンセーショナルな見出しの記事を掲載していました。

そこで私が元の論文のデータを見直してみました。すると、実際のデータは、次ページの図4-5のごとくでした（グラフの縦軸が10倍きざみであることに注意）。すなわち、2回接種から6ヵ月後のIgGの数値は、1回接種後および新型コロナの感染から回復した人で見

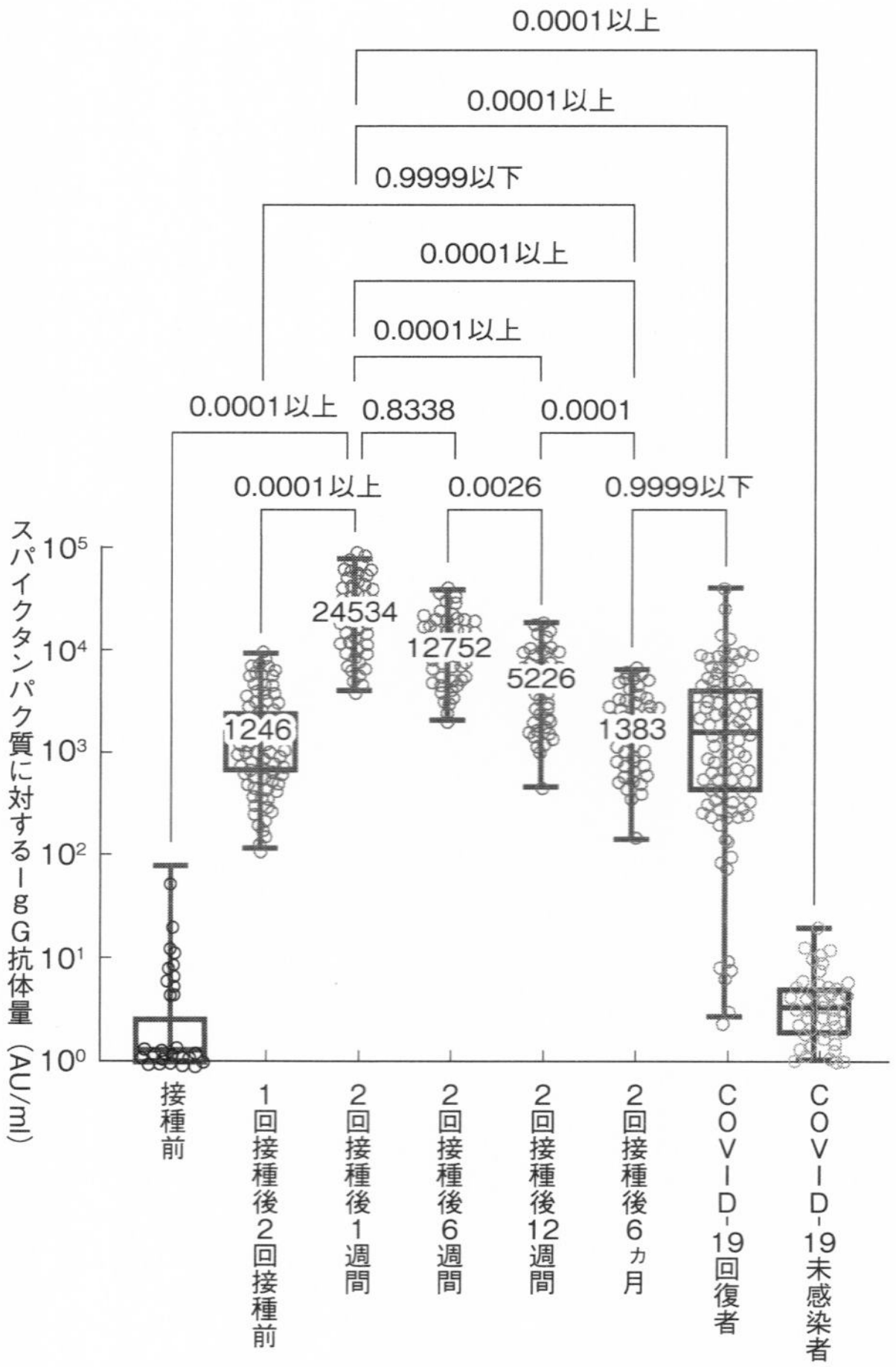


**図4-5　ファイザー製ワクチン接種前後のスパイクタンパク質に対するIgG抗体量の変化**

られるＩｇＧの値と同程度だったのです。

「抗体価がピーク時の７％に低下」と言われると、そんなに減ったら困ると思う人が多いでしょうが、ピーク時の抗体価が非常に高いためにその７％値といってもそれなりに高く、また、その値がワクチン１回接種後や回復者のＩｇＧ値と大きくは変わらないのですから、これは意味のある値（＝コロナ防御に関与しうる値）です。

しかもこれまでのデータから、２回接種後には新型コロナウイルスに反応するＴ細胞も活性化されていて、体内にはメモリー・リンパ球もできているのですから、再びウイルスが入ってきたときにはすぐに抗体価が上がることが期待されます。論文を紹介するときには、センセーショナルな見出しを付けるよりは、中身を適切に反映するような見出しを付けてほしいものです。

いったん低下した中和抗体も追加接種をすれば速やかに増加していきます。２０２１年12月23日、国際誌『Cell』のオンライン版にこのことに関する論文[※8]がアメリカから発表されました。それによると、ワクチン２回接種者でオミクロンに対する中和抗体を持っている人は少ないのですが、ｍＲＮＡワクチンによる追加接種を受けた人では２回接種者に比べて20倍ぐらい高い中和抗体を持っていることがわかりました。つまり、中和抗体だけを見ると、２回接種だけではオミクロンに対処できない人が多いものの、追加接種をすれば

※8　https://www.cell.com/cell/fulltext/S0092-8674(21)01496-3?dgcid=raven_jbs_aip_email

ほとんどの人でオミクロンを中和する抗体がたくさん作られるということです。

## 4-6 中和抗体の減少はすべてのウイルス感染症で起きる

ここで一つ大事なことを述べます。中和抗体というのは抗体の一部にすぎません。言い換えると、抗体には、中和作用以外にも大事な作用があります。中和抗体価の結果だけを見ていてもワクチン全体の効果はわかりません。

反ワクチン派は、「新型コロナワクチンで誘導される中和抗体は短期間で減るので、接種は無意味」という主張をしばしばするのですが、中和抗体価が感染やワクチン接種後に時間とともに低下するのは、新型コロナだけではなく、ほぼすべてのウイルス感染症で見られることをわれわれは理解すべきです。さらに、前述のごとく、ワクチン接種によって中和抗体以外の抗体も増え、さらに、NK細胞、T細胞なども活性化され、ウイルスに対する防御能が高まります。

中和抗体価が急激に下がると、確かに感染リスクが上がるのですが、一方で、中和抗体価が少々下がってもメモリーB細胞ができている場合には、再度のワクチン刺激あるいは軽い再感染ですぐに抗体価が急上昇し、重症化しにくいとされています。

以上の考え方の妥当性を裏付ける論文[※9]が、『Science』の2021年12月3日号に出てい

※9 https://www.science.org/doi/10.1126/science.abm0829

ます。アメリカ・ペンシルバニア大学の研究者グループによる報告です。彼らは、ワクチン接種者と新型コロナ感染から回復した人たちの免疫状態を6ヵ月間観察したところ、mRNAワクチン投与後、メモリーB細胞ができて、接種後3～6ヵ月間はその数が増加し、これらの細胞はアルファ、ベータ、デルタなどの変異株にも反応したことを確認しています。

さらに、同論文によると、ワクチン接種者や感染者など免疫記憶を持っている人が抗原再刺激を受けると、すぐにスパイクタンパク質に対する抗体の産生量が増えて、その減衰率には変化はありませんでした。すなわち、一度は抗体の量が減っても、再度ウイルスに刺激されると、短期間で免疫獲得時の抗体量に増えるのです。

また、ワクチン接種により、新型コロナウイルスに特異的に反応するCD4陽性T細胞（主にヘルパーT細胞）、CD8陽性T細胞（主にキラーT細胞）も増加しました。その程度は抗体の持続期間に比例していました。これらのことから、mRNAコロナワクチン接種者の体内では強い細胞性免疫が誘導され、その効果は、6ヵ月間は持続することが明らかになりました。

ただし、この結果は健常人61人（45人が未感染で平均36・9歳、16人がコロナ既感染で平均38・3歳）から得られた348検体の解析によるもので、65歳以上の高齢者があまり含まれていない可能性があります。その点は差し引いて考えないといけないのですが、若くて健康状態のよい方がｍＲＮＡワクチン接種を受けると、そう簡単には免疫は消えないことがわかります。

## 4-7 抗体の多様な機能

図4-6は、抗体が持つさまざまなウイルス防御機能をまとめたものです。抗体の機能は、ウイルスのヒト細胞への結合能力を阻害する感染中和（＝抗体による感染阻害、図4-6①）以外にもいくつかのメカニズムがあります。

まず、抗体が中和抗体でなくても、抗体に「補体」という血中にある一群のタンパク質が結合することによってウイルスを溶解することができます（図4-6の②）。これを補体依存性ウイルス溶解と呼びます。いうなれば、抗体が血中タンパク質の補体の手助けを受けて、ウイルスを直接殺傷するようなミサイル的な役割を果たしているわけです。

それから、ウイルスに抗体と補体が結合すると、食細胞が食べやすくなり、食細胞がウイルスを細胞内に取り込んで殺すというメカニズムもあります（図4-6の③）。これは自然免疫を用いた感染阻害につながります。

また、ウイルスに感染した細胞の表面にはスパイクタンパク質の一部が現れてきます。

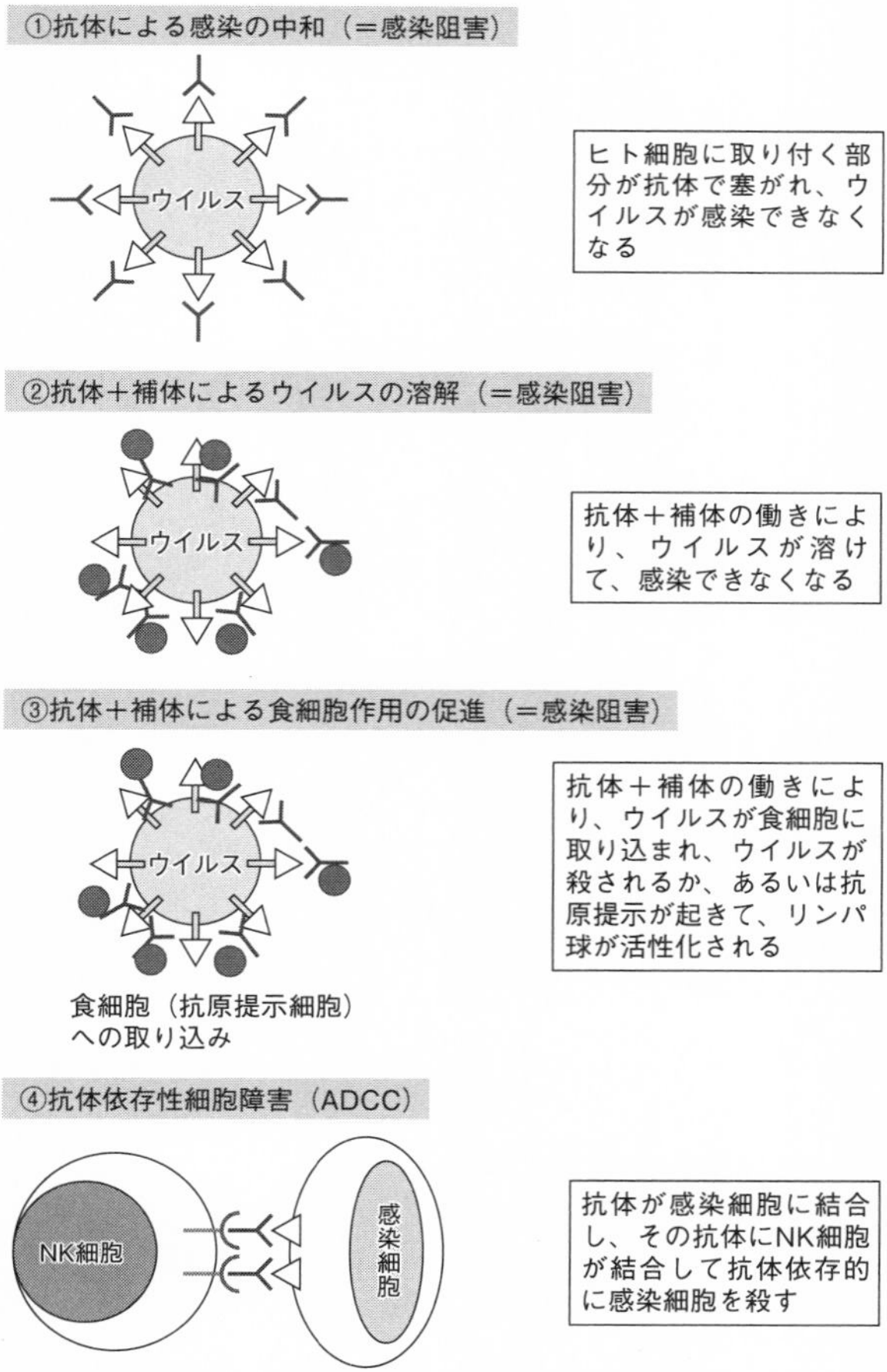
①抗体による感染の中和（＝感染阻害）
ウイルス
ヒト細胞に取り付く部分が抗体で塞がれ、ウイルスが感染できなくなる
②抗体＋補体によるウイルスの溶解（＝感染阻害）
ウイルス
抗体＋補体の働きにより、ウイルスが溶けて、感染できなくなる
③抗体＋補体による食細胞作用の促進（＝感染阻害）
ウイルス
食細胞（抗原提示細胞）への取り込み
抗体＋補体の働きにより、ウイルスが食細胞に取り込まれ、ウイルスが殺されるか、あるいは抗原提示が起きて、リンパ球が活性化される
④抗体依存性細胞障害（ADCC）
NK細胞
感染細胞
抗体が感染細胞に結合し、その抗体にNK細胞が結合して抗体依存的に感染細胞を殺す

**図4-6　抗体がウイルス感染を抑制する仕組みは多様であり、中和抗体以外のメカニズムがいくつもある。抗体がウイルス感染を抑制する多様な仕組みを示した**

これが感染細胞の「標識」となり、自然免疫を担うNK細胞がこれを認識して感染細胞を殺してくれます。これが抗体依存性細胞傷害（ADCC：antibody-dependent cellular cytotoxicity）というメカニズムです（図4-6の④）。これによってウイルスには増える「家」がなくなり、ウイルスの感染が阻害されることになるのです。

つまり、抗体には、感染中和以外にいくつもの作用があるので、中和抗体だけを見るというのは不十分なのです。さらに、生体全体を見れば、ワクチンは抗体以外にも、T細胞を主体とする細胞性免疫を活性化してくれることがわかっています。抗体の作用が落ちていても、細胞性免疫が代償的に働いてウイルスを排除してくれます。

話を追加接種の話に戻しましょう。3回目接種を焦る必要はないと書きましたが、高齢者の方はできるだけ早めに接種したほうがよいでしょう。というのも、若い世代に比べて、免疫のつき方があまり強くないからです。そのことを示すのが図4-7のデータです。和歌山県福祉保健部・野尻孝子技監からいただいたデータです。高齢者施設の入居者と勤務する人を合わせた100人を対象に、ワクチン2回接種者の抗スパイクタンパク質の抗体量を調べたものです。2回接種を終えた4週間後のデータです。

グラフを見ると、65歳以下ではおおむねよく抗体ができていますが、70歳を過ぎると、抗体産生量が下がる傾向があり、85歳以上では抗体産生量がきわめて低い人が出てきま

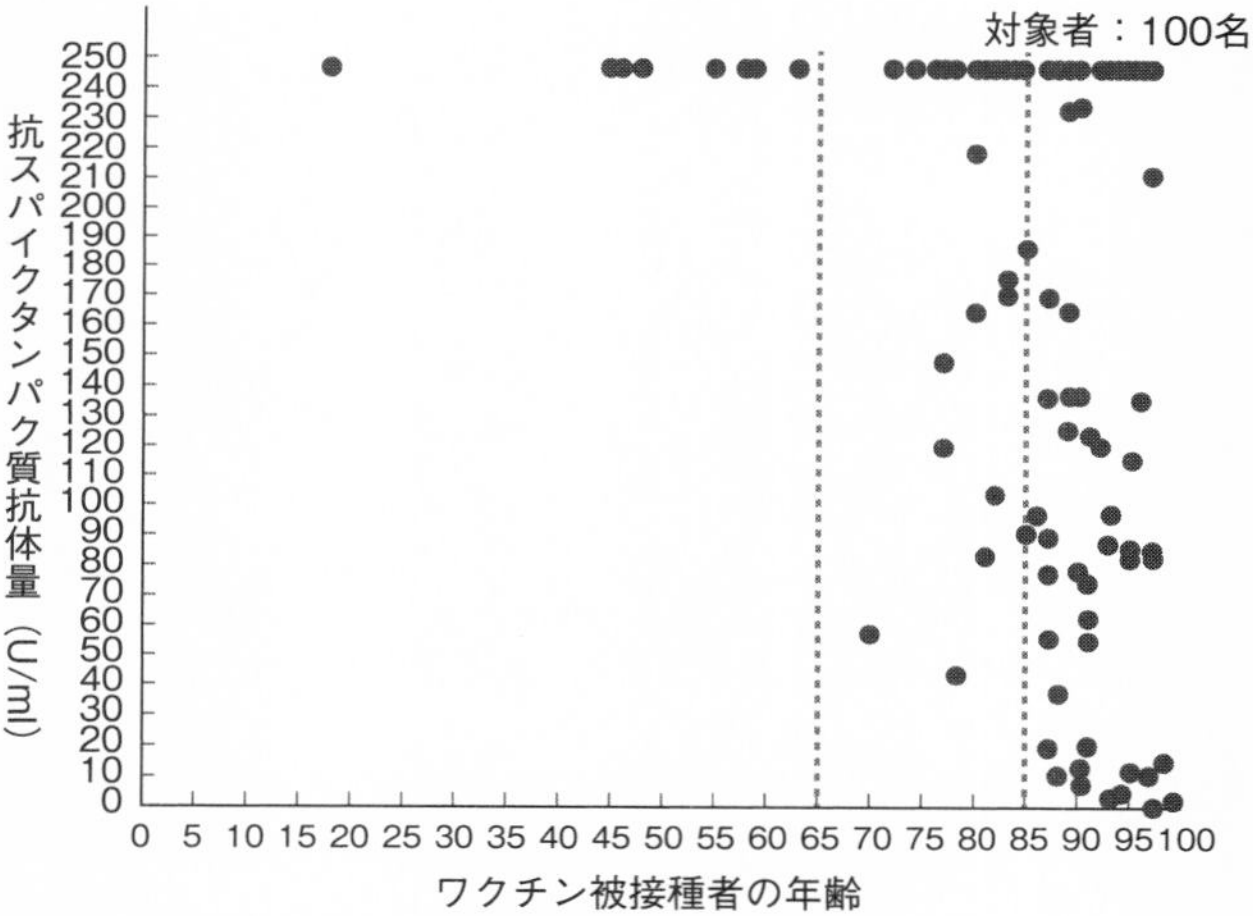


**図4-7　ワクチン効果はおおむね年齢依存的であるが、個人差が大きい**

（和歌山県の高齢者施設で、ワクチン接種者100名について、被接種者の年齢とスパイクタンパク質に対するIgG抗体量を比較した。和歌山県福祉保健部・野尻孝子技監から提供されたデータ）

す。ただし、高齢でも抗体量の高い方もいて、かなり個人差があることがわかります。

そして、驚くべきことに、一部の方ではスパイクタンパク質に対する抗体がほとんどできていませんでした。ワクチンの感染予防効果は抗体の力だけではありませんが、抗体ができていない人ではT細胞の働きも低いことが予想され、このような人たちは新型コロナウイルスに対する防御能力が低く、ブレイクスルー感染のリスクがきわめて高い可能性があると思われます。追加接種が急いで必要になるのは、主にこのようなワクチン2回接種後でも抗体価が十分に上がりきらない免疫不全者や高齢者でしょう。

## 4-8　あと何回接種すればよいのか？

「2回も接種したのに、1年経たないうちに、またワクチンを打たなければいけないのか。いったいこんなことがいつまで続くのか」と辟易《へきえき》している方も多いと思います。このような状況はいつまで続くのでしょうか。

将来どんな変異株が登場するのかによって、今後のシナリオは大きく変わってきます。私は予言者ではありませんから、それを予測することは不可能です。南アフリカやイギリスの新規感染者の最近の推移を見ていると2021年11月末から急激に増えていた感染者が頭打ちの後、収まる兆候が見えているので、オミクロンが比較的短期間で収束する可能性もありますが、これればかりは正直どのようになるのかわかりません。

しかし、新型コロナウイルスの感染がここまで拡大してしまうと、オミクロンが収束したとしても、そのまま消え去るようなことは考えにくいと思います。すでに全世界にウイルスが伝播しており、数ヵ月単位でまったく新しい変異株が登場しています。いずれオミクロンに置き換わる新たな変異株が登場し、感染の波を引き起こすでしょう。

新たな変異株が風邪コロナウイルスのように病原性がきわめて低いタイプにすべて置き

換わってくれればよいのですが、そう首尾よく進む保証はありません。デルタに比べて軽症ですむオミクロンでも一定の重症患者が出ており、これを放置しておくと大量の死者が出てしまいます。第1章でも紹介したとおり、野生生物で流行したコロナウイルスとヒトで流行しているコロナウイルスが重複感染した結果、まったく新しい性質を持った高病原性ウイルスが誕生する最悪のシナリオの可能性もあります。あるいは、2種類の変異株が同時に流行している場合には、一人に2種類の変異株が感染して二つが混ざり、雑種変異株を作ることもあり得ます。

いずれにしてもパンデミックを食い止めるには、世界規模で継続的にワクチン接種を進めることによって感染流行を食い止めて、変異株が次々に登場するのを防がねばなりません。しかし、半年ごとに接種を繰り返していくアプローチは肉体的・経済的な負担も大きいものです。ただ、一般に、同じ抗原が何回か入ってくると、からだはだんだんにその抗原に対して、早く、強く反応するだけでなく、免疫反応が長く続くようになってきます。つまり、1回目よりは2回目、2回目よりは3回目のワクチンのほうが強い免疫効果が出て、それが長続きするはずです。また、必要な抗原量も少なくなるでしょう。ですから、希望的観測としては、3回目以降のワクチン接種は、以前より間をあけて、しかも量を減らしての接種が可能になるはずです。

しかし、今のところ、mRNAワクチンの追加接種での効果の持続性や必要接種量については十分なデータがありません（モデルナ製ワクチンでは追加接種が以前の半分量でよいというぐらいです）。私は、追加接種の効果が2回目接種のときより長く続くと思っていますが、それでは1年続くのかと言われると断言はできません。感染予防効果が時間とともに下がる可能性もあります。

これらのことを解決するには、次世代ワクチンが必要です。より感染予防効果が高く、副反応が軽く、負担の少ない新しいワクチンを開発していく必要があるでしょう。また、ワクチン以外にも経口治療薬や効率的な感染予防策など、従来になかった新しいアプローチも考えていく必要があります。新型コロナウイルスは本当に手強い難敵で、まだまだ忍耐を強いられる局面が続きそうです。しばらくは半年から1年間隔でワクチン接種を繰り返す必要がありそうです。

# 第5章

# 追加接種の副反応と最適なワクチンの組み合わせは？

本章では次のような不安・疑問が解決します

Q．追加接種ではどのような副反応が生じるのか？

Q．1、2回目ファイザー製を接種した人は、3回目にどのワクチンを選べばいい？

Q．1、2回目モデルナ製を接種した人は、3回目にどのワクチンを選べばいい？

Q．追加接種するとすれば、いつどのようなタイミングが理想か？

| | インフルエンザワクチン[1] | mRNAワクチン[2] |
|---|---|---|
| 接種部位の痛み | 10〜20％ | 50％以上 |
| 接種部位の腫れ | 10〜20％ | 10〜50％ |
| 発熱、筋肉痛、寒気 | 5〜10％ | 10〜50％ |

**図5-1　日本におけるインフルエンザワクチンと新型コロナmRNAワクチンの副反応発生頻度**

註１：https://www.mhlw.go.jp/bunya/kenkou/kekkaku-kansenshou01/qa.html
註２：https://www.cov19-vaccine.mhlw.go.jp/qa/0002.html

## 5-1　追加接種による副反応は？

追加接種を受ける場合にどうしても気になるのが副反応（副作用）です。副反応は主な反応（＝ウイルスに対する防御反応）が形成される際にその前段階として起こるものです。したがって、強い免疫を付与しようとすると、必然的に副反応の程度や頻度が高くなる可能性があります。ファイザー製、モデルナ製ともmRNAワクチンは、1回目より2回目の副反応が強く出る傾向がありましたから、3回目接種でさらに副反応が高まる可能性は否定できません。

新型コロナのmRNAワクチンは、インフルエンザなどのワクチンに比べると、接種部位の痛みや発熱、頭痛、筋肉痛、寒気などの発生頻度が高くなっています（図5－1）。しかも、日本人の場合、欧米人よりも症状が強く出る傾向があるようです。

もし2回目よりもさらに強い副反応が出るとすれば、

| | 2回目 | 3回目 |
|---|---|---|
| 37.5℃以上の発熱 | 38.1% | 39.4% |
| 38℃以上の発熱 | 21.3% | 21.0% |
| 接種部位の痛み | 90.7% | 92.8% |
| からだのだるさ | 68.8% | 69.2% |
| わきの下の腫れや痛み | 1.47% | 5.3% |

**図5-2　日本の医療従事者を対象に行われたファイザー製ワクチンの2回目接種と3回目接種直後の副反応の頻度**（厚生労働省調査より）

「3回目の接種はもう勘弁！」という方も出てくるかもしれません。そのような事態になると今後のワクチン接種の進行にも影響を与える恐れがあります。

厚生労働省は、2021年12月からファイザー製ワクチン3回目接種が始まった医療従事者2179人の接種後の副反応についての中間報告を2022年2月21日に発表しています（図5－2）。それによると、発熱、接種部位の痛み、からだのだるさは、2回目と3回目では同程度、わきの下の腫れや痛みは3回目のほうがやや多いという結果になりました。

わきの下が腫れるのは、筋肉内に注射されたワクチンがリンパ管を通ってリンパ節に流入し、そこで強い免疫反応を起こすからです。リンパ節で一種の急性炎症が起きて、リンパ節に腫れや痛みが出ているのです。これは免疫反応に伴う正常な反応なのですが、接種を受ける人には不快なので、副反応に分類されます。

| ワクチン接種 | | 38℃以上発熱 | 倦怠感 | 頭痛 |
|---|---|---|---|---|
| 2回目まで | 3回目 | | | |
| ファイザー製 | ファイザー製 | 21.4% | 69.1% | 55.0% |
| | モデルナ製 | 49.2% | 78.0% | 69.6% |

**図5-3　日本の医療従事者を対象に行われた3回目接種の交差接種の副反応発生頻度**（厚生労働省調査より）

では、1、2回目に接種したワクチンを引き続き接種する場合と違う会社のワクチンを接種する場合では、副反応の発生頻度に違いがあるのでしょうか。図5－3は、厚生労働省研究班が、3回目の接種を行った医療従事者の副反応を調べた結果です。対象となった医療従事者は全員2回目まではファイザー製のワクチンを接種しています。調査結果を見ると、ファイザー製よりモデルナ製を打った場合のほうが、副反応が強いようです。38℃以上発熱があった人は、3回ともファイザー製を接種した場合が21・4％、3回目でモデルナ製を接種した場合が49・2％でした。モデルナ製を接種した人の約半数が38℃以上の発熱があったというのは、副反応の発生頻度としてはかなり高めといえるでしょう。全身の倦怠感は、3回目ファイザー製は69・1％、モデルナ製が78％、頭痛はファイザー製が55％、モデルナ製が69・6％と、いずれもモデルナ製の副反応が強めに出ました。

一方で、同じ調査で接種後の抗体価を比較すると、モデルナ製のほうがファイザー製よりも効果が高いという結果が出ています。3

回目の接種から1ヵ月後の抗体価を比較したところ、3回ともファイザー製を打ち続けた人は54・1倍、3回目にモデルナ製を打った人は平均で67・9倍に増えていました。この調査では、モデルナ製は、抗体を増強する効果は高いものの、副反応は強めという結果になっています。しかし、本調査は、3600名程度の医療従事者を対象にしたものなので、やや調査対象に偏りがあるのが気になります。正確な判断にはより幅広い年齢層のデータが必要といえそうです。

## 5-2 接種量を減らしても効果は変わらず？

これまでの研究で、mRNAワクチンの規定の接種量を減らしても強い免疫誘導効果があることがわかっています。

2021年9月14日号の『Science』に掲載されたカリフォルニアのラホヤ免疫学研究所の研究[※1]によると、モデルナ製ワクチンの1、2回目の接種量を現在使われている量（100マイクログラム）の4分の1量（＝25マイクログラム）に減らしても、接種から6ヵ月後の抗体反応もT細胞反応も、多くの人たちでは高いレベルのまま維持されていました（図5-4）。ただし、56歳以上の人たちでは時間とともに抗体量が若干減少する傾向がありました（この部分のデータは図には含まれていません）。

※1　DOI: 10.1126/science.abj9853

| | 接種<br>1日後 | 接種<br>15±2日後 | 接種<br>43±2日後 | 接種<br>209±7日後 |
|---|---|---|---|---|
| スパイク結合性<br>IgG 抗体 | 0 | 86% | 100% | 100% |
| RBD 結合性<br>IgG 抗体 | 3% | 94% | 100% | 100% |
| 中和抗体 | 0 | 29% | 100% | 88% |
| スパイク特異的<br>$CD4^+$ T細胞 | 49% | 97% | 100% | 97% |
| スパイク特異的<br>$CD8^+$ T細胞 | 0 | 69% | 88% | 67% |

**図5-4　通常の４分の１量でもモデルナ製ワクチンは効果があり、T細胞、B細胞反応ともに６ヵ月間は維持されている**
ワクチン接種後１日目から約200日目までの各種抗体量、スパイクタンパク質特異的CD4陽性Ｔ細胞、CD8陽性Ｔ細胞の頻度を、最大値を100％として比較している
(図はMateus J et al., *Science*, 374(6566):eabj9853, 2021.から抜粋したもの)

また、ワクチン接種前から、コロナウイルスに反応性を持つCD4陽性T細胞(その多くはヘルパーT細胞)を持つ人が約半数いました。これは、交差性T細胞といわれるもので、おそらく以前に風邪コロナウイルス感染によってできたものと思われます。この交差性ヘルパーT細胞を持つ人たちは、持たない人たちに比べて、ワクチン接種6ヵ月後で抗体量が多く、コロナ反応性メモリーT細胞の頻度も高い傾向がありました。

以上の解析から、調査人数は少ないものの、次のことが示唆されます。

(1)モデルナ製ワクチンは、通常の4分の1量でも多くの人たちに

は持続性の免疫をもたらし、接種者の体内にメモリー細胞を形成させる

（2）交差性T細胞を持つ人たちは、持たない人たちに比べて、ワクチン接種後により多く抗体を作り、体内のメモリーT細胞の頻度も高くなる（＝ワクチンによる免疫効果が強く出る）。

1、2回目の量を4分の1に減らしても効果が維持できたということは、すでに免疫がついている3回目であればワクチンの量を減らしても大丈夫なはずです。

前述したとおり、モデルナ製の追加接種ではこれまでの半分の投与量（50マイクログラム）となっています。これは、すでに半分の接種量でも、全量を用いたときとほぼ同等の抗体を誘導できることがわかっていて、さらにワクチンの投与量が減れば当然副反応も減ることが期待されるからです。これに対して、ファイザー製ワクチンの3回目接種では、1、2回目と同量の30マイクログラムに据え置かれています。

一般にファイザー製よりもモデルナ製のほうが、副反応がやや強いといわれていますが、ファイザー製にしても、インフルエンザワクチンに比べれば副反応が強く出ていきます。今後、新型コロナが収束するまで長期にしかも継続的にワクチンを接種していくことを考えれば、副反応は必要最小限に減らしていくべきです。

ワクチンに対して忌避反応がある人も、副反応が軽減されれば、抵抗感がかなり解消さ

れるはずです。厚生労働省も、海外の基準量をそのまま踏襲するのではなく、日本である程度の臨床試験を行い、そのデータをもとに、日本人にとって最適のワクチンの接種量や接種間隔について検討する必要があるのではないでしょうか。

私は、副反応を減らすためには、ファイザー製3回目の接種もワクチンの接種量を減らすことを検討すべきと考えます。ただし、それを確認するための臨床データが必要なので、厚生労働省は、医療従事者や高齢者に追加接種する際に、限られた人数に対して、至適量を決める用量試験を行ってみるべきと思います（ところがこういうときに厚労省の動きはいつも遅いので、すぐには動いてくれそうもありませんが）。

## 5-3　追加接種はどのワクチンを選ぶ？

3回目接種を受けるにあたって、気になるのがワクチンの選択です。厚生労働省は当初、1回目、2回目に接種したワクチンと同一製品を条件にすることを考えていましたが、最終的に「3回目接種は種類にかかわらず、メッセンジャーRNA（mRNA）ワクチンを使用する」という方針に変更しました。mRNAワクチンであれば、種類は問わないというわけです。

2022年1月時点では、3回目接種の薬事承認が下りたmRNAワクチンはファイザー製とモデルナ製で、しばらくは、ファイザー製かモデルナ製の二者択一になっています。しかし、今後は選択肢が増える可能性があります。mRNAワクチンではないため、現在は3回目接種の対象に含まれていませんが、アストラゼネカ製のウイルスベクターワクチンも追加の対象になる可能性があります。薬事承認申請中のジョンソン・エンド・ジョンソン社（ヤンセンファーマ社）のウイルスベクターワクチンも同様です。

注目は、アメリカのバイオ製薬会社ノババックスが開発した組換えタンパクワクチンです。薬事承認はまだですが、すでに厚生労働省は同社からワクチン1億5000万回分の供給を受ける契約を結んでおり、武田薬品工業と国内での生産・流通を担うことまで決まっています。ノババックスのワクチンは、新型コロナウイルスのタンパク質の一部を投与する従来型ワクチンです。投与するタンパク質に感染能力はないので、接種によって感染が起きることはありません。ウイルスの核酸（遺伝子）を使うmRNAワクチンやウイルスベクターワクチンに抵抗感がある人にも受け入れられやすいと思われます。臨床試験でも良好な結果が出ているようです。2℃から8℃という通常の冷蔵庫で保存が可能なため管理しやすいのも長所です。

薬事承認されれば、いずれ追加接種に使われる可能性もあります。ただし、追加接種の場合の接種回数などはまったくの未定です。まずは、既存のワクチンに抵抗感のある未接種者に対して使用されて、効果を見極めることになるでしょう。その後に追加接種に使われることになるかもしれません。

## 5-4 交差接種が有効？

追加接種が本格化していますが、前述したように、しばらくは使用できるワクチンは、ファイザー製とモデルナ製の二つに限られます。アストラゼネカ製ワクチンを接種した方も少数いますが、大多数の日本人の選択パターンは以下の4つになります。

①1、2回目ファイザー製→3回目ファイザー製
②1、2回目ファイザー製→3回目モデルナ製
③1、2回目モデルナ製　→3回目モデルナ製
④1、2回目モデルナ製　→3回目ファイザー製

厚労省は当初①と③のみを認める予定でしたが、海外では、1、2回目と3回目のワクチンの種類を変える「交差接種」のほうが、抗体価が高まるという報告が相次いでいるため、最終的に方針を変更しました。

図5-5は査読前論文に掲載されたデータ[※2]をまとめたものです。1、2回目と3回目のワクチンの組み合わせを変えて、それぞれの抗体価を測定した実験結果です。

※2　https://www.medrxiv.org/content/10.1101/2021.10.10.21264827v2

| 3回目接種 | モデルナ製 | | | ヤンセン製 | | | ファイザー製 | | |
|---|---|---|---|---|---|---|---|---|---|
| 1、2回目 | ヤンセン | モデルナ | ファイザー | ヤンセン | モデルナ | ファイザー | ヤンセン | モデルナ | ファイザー |
| 追加接種後15日目の抗体増加の程度（倍数） | ×75.9 | ×10.2 | ×31.7 | ×4.2 | ×6.2 | ×12.5 | ×35.1 | ×11.5 | ×20.0 |

３回目がモデルナあるいはヤンセンの場合、交差接種のほうが高い抗体価が得られた

ファイザー＋ファイザーは高い効果。
ヤンセン＋ファイザーも良い

**図5-5　追加接種により抗体産生が強まり、交差接種のほうが強い効果が見られる**

（図はAltmar LR et al, medRxiv, doi: 10.1101/2021.10.10.21264827から抜粋したもの）

それによると、1、2回目にファイザー製ワクチンを打った人が3回目もファイザー製を打った場合は、抗体価が20倍増加したのに対して、1、2回目にモデルナ製ワクチンを打った人が3回目にモデルナ製を打った場合は、10・2倍の増加にとどまっていました。

次は、1、2回目と3回目でワクチンの種類を変えた場合です。1、2回目にファイザー製ワクチンを打った人が3回目にモデルナ製を打った場合は、31・7倍抗体が増加したのに対して、1、2回目にモデルナ製ワクチンを打った人が3回目にファイザー製を打った場合は、11・5倍抗体が増加しました。

この調査結果を見るかぎり、1、2回目に接種したmRNAワクチンとは違うワクチンを接種したほうが、抗体価が上がるようで

す。日本の場合であれば、1、2回目にファイザー製を打った人は3回目にモデルナ製、1、2回目にモデルナ製ワクチンを打った人は3回目にファイザー製を打つと、より高い抗体価が得られる可能性があります。

この調査で最も高い抗体価を得られたのは、1、2回目にヤンセン製、3回目にモデルナ製を接種した場合です（実に75・9倍）。2番目は、1、2回目にヤンセン製、3回目にファイザー製を用いた場合でした（35・1倍）。ただし、この調査は抗体の量を比較したのではなく、相対的変化を比較したものです。ヤンセン製ワクチンはウイルスベクターワクチンなので、1、2回目ではファイザー製やモデルナ製ほど抗体価が上がらず、そのためにファイザー製やモデルナ製によるブースター効果が見かけ上、強く見えてくるのではないかと思います。日本ではまだヤンセン製のワクチンは薬事承認されていないので、実際にこの組み合わせで追加接種できる人はいません。

イギリス医学誌『Lancet』に載った論文[※3]も、交差接種の有効性を報告しています。この調査では、イギリスで使用されたアストラゼネカ製のウイルスベクターワクチンとファイザー製とモデルナ製のｍＲＮＡワクチンの交差接種が調べられました。ただし、こちらは追加接種ではなく、1回目と2回目の接種の組み合わせを変えた場合です。

アストラゼネカ製2回接種では中和抗体のでき方が少し低めでしたが、アストラゼネカ

※3　https://www.thelancet.com/journals/lancet/article/PIIS0140-6736(21)01891-2/fulltext

製1回目のあとの2回目の接種にモデルナ製を使うと、85％の人にアルファ、ベータ、ガンマ、デルタを含むすべての株を中和できる抗体ができていました。つまり、1回目アストラゼネカ製、2回目をモデルナ製あるいはファイザー製という異なる組み合わせ（＝交差接種）にすると、変異株に対しても高い感染予防効果が得られたということです。

同様のことが別の『Lancet』論文[※4]でも報告されています。イギリスの研究グループが、50歳以上の集団に対して、（1）アストラゼネカ＋アストラゼネカ、（2）アストラゼネカ＋ファイザー、（3）ファイザー＋ファイザー、（4）ファイザー＋アストラゼネカ、という組み合わせで2回の接種を終え、その後のスパイクタンパク質に対するIgG抗体量と中和抗体量を比較しました。すると、交差接種のほうが高い抗体価が得られ、これは中和抗体量においても同じでした。つまり、こちらも交差接種のほうがよい結果が得られています。

最近は、hybrid immunity（雑種免疫）という言葉が使われ始めています。動物を交配するときに少し違う系統のものを混ぜたほうが強い子孫ができることをhybrid vigor（雑種強勢）といいますが、もしかするとワクチンでも同様のことが期待できるのかもしれません。

それにしても、なぜ異なるワクチンを組み合わせる交差接種のほうが高い抗体価が得られるのでしょうか。実は、これと似た現象がB型肝炎ワクチンでも見られています。拙著

※4　https://www.thelancet.com/journals/lancet/article/PIIS0140-6736(21)01694-9/fulltext

『新型コロナ　7つの謎』（講談社ブルーバックス）において述べたことですが（同書107ページ）、もう一度説明しておきましょう。

大きな集団に対してB型肝炎ワクチンを接種すると、通常、数％の人がこのワクチンに対して十分に抗体を作ることができないノン・レスポンダー（不応答者）です。この多くは、特定のB型肝炎ワクチンで使われている病原体成分（＝抗原）が、その人たちのHLA（免疫反応の強さを規定する細胞表面の抗原提示分子）にうまく結合できずに、抗原提示が有効に起こらず、結果としてT細胞が活性化されないことが原因です。T細胞が活性化されないと抗体を十分に作れないのです。

しかし、このような人でも、別の会社のB型肝炎ワクチンを使うと、普通の反応性を示すことがしばしばあります。つまり、同じ肝炎ウイルスの「似て非なる部分」を含む抗原であれば、しっかりとT細胞が反応するということです。

これとおそらく同様のことが新型コロナワクチンでも観察できるはずです。同じスパイクタンパク質を抗原としていても、会社によって用いているmRNAの配列が若干異なるので、できてくるスパイクタンパク質はおたがいによく似ていても微妙な差があります。そのために、たとえばAという会社のmRNAワクチンに対する反応性が低くても、Bという会社のmRNAワクチンではよく反応する可能性が十分にあり、逆もまた真なりとなる可能性があります。少なくとも、異なる会社のワクチンを用いることによって反応性が低下する可能性はほぼなく、私はむしろ異なった会社のワクチンを用いるほうがよかろうと考えています。

異なる会社のワクチンを組み合わせて接種すると、予期せぬ問題が発生しないか心配される方があるかもしれません。しかし、免疫学的に考えると問題はないはずです。それは、前述のいずれのワクチンも新型コロナウイルスとほぼ同一のスパイクタンパク質を抗原としているからです。したがって1回目と2回目で異なる会社のワクチンを打っても、同じスパイクタンパク質に対する抗原刺激が繰り返されます。したがって2回目の接種のあとには必ず二次反応が起こり、強い免疫効果が得られます。

## 5-5 追加接種は必要な人から早めに始めよう

日本では、2021年12月1日より3回目接種が始まっています。対象者はすでに2回接種を終えた18歳以上で、2回目接種から原則6ヵ月以上経過した方です。第1回目接種は医療従事者→高齢者→職域接種→一般（64歳以下）の順に行われたため、おおむねこの順番で接種が進むことになりそうです。2021年の1、2回目接種と同様に、我先にと接種を奪い合う「ワクチン狂想曲」となりそうですが、決して焦る必要はありません。

今は皆さんが「早く3回目接種を……」となりがちですが、私は、ワクチンはゼロリスクではないのですから、ワクチンメーカーの言いなりにはならずに、しっかりとした臨床データを見ながら納得して接種を進めていくべきだと考えます。私はワクチン接種に積極的ですが、科学的エビデンスがないことには慎重です。その姿勢は終始一貫しています。

幸い日本では、先行して追加接種をしている諸外国の動向をじっくりと確認できます。追加接種の副反応の頻度もわかりますし、実際に接種が進んでからワクチンメーカーの臨床試験ではわからなかった重篤な副反応が出たり、高リスクグループが判明することもあるかもしれません。遅れて接種する人はこうした情報を得てから安心して接種することができます。

「でもオミクロンがはやり始めているではないですか……早く追加接種を受けないとオミクロンに感染してしまうのでは……」と心配される方が多いと思います。確かに、オミクロンに対するワクチン効果は他の株に比べて少しは下がっていますが、あれだけ心配されたデルタに対しては今のワクチンはよく効果を示しています。

これについて実際のデータをお示ししましょう。まだ査読前の論文ですが、デルタに対するワクチン効果についてのメタ解析結果が、アメリカのジョンズ・ホプキンス大学の研究グループから、報告されています。これまでに発表された58の論文のデータを総合的に解析したものです（2021年8月中旬までの結果をまとめています）。

その結果は明らかで、アルファ、ベータ、デルタのいずれに対しても、今のワクチンは2回接種をした場合、期待すべき有効性を示しています（図5-6）。

まず、デルタ感染による重症化を予防する効果は、ファイザー製、モデルナ製のいずれもが90％以上と高いままです。

次に、有症状感染（＝症状を伴う感染）を予防する効果は、ファイザー製、モデルナ製、アストラゼネカ製はいずれも下がっていますが、それでもおおむね60％以上です。

最後に、無症状感染（＝症状を伴わない軽い感染）を予防する効果は、ファイザー製は40％以下と下がっていますが、モデルナ製は80％を保っています。

以上、まとめると、いずれのワクチンもデルタによる重症化はよく防いでくれます。一方、感染予防効果は下がっていて、特に無症状感染を防ぐ効果は、ファイザー製はかなり落ちていますが、モデルナ製はかなり高い効果を維持しています（＝ワクチンとしてはモデルナ製のほうがファイザー製より有効性が少し高いようです）。ただし、無症状感染は十分に防げなくても有症状感染はよく防げているので、たくさんウイルスを浴びると感染してしまいますが、症状が出るところまでは病状が進まないケースが多いと考えられます。

では、オミクロンの場合はどうでしょうか？　変異の数が非常に多いので、ワクチン効

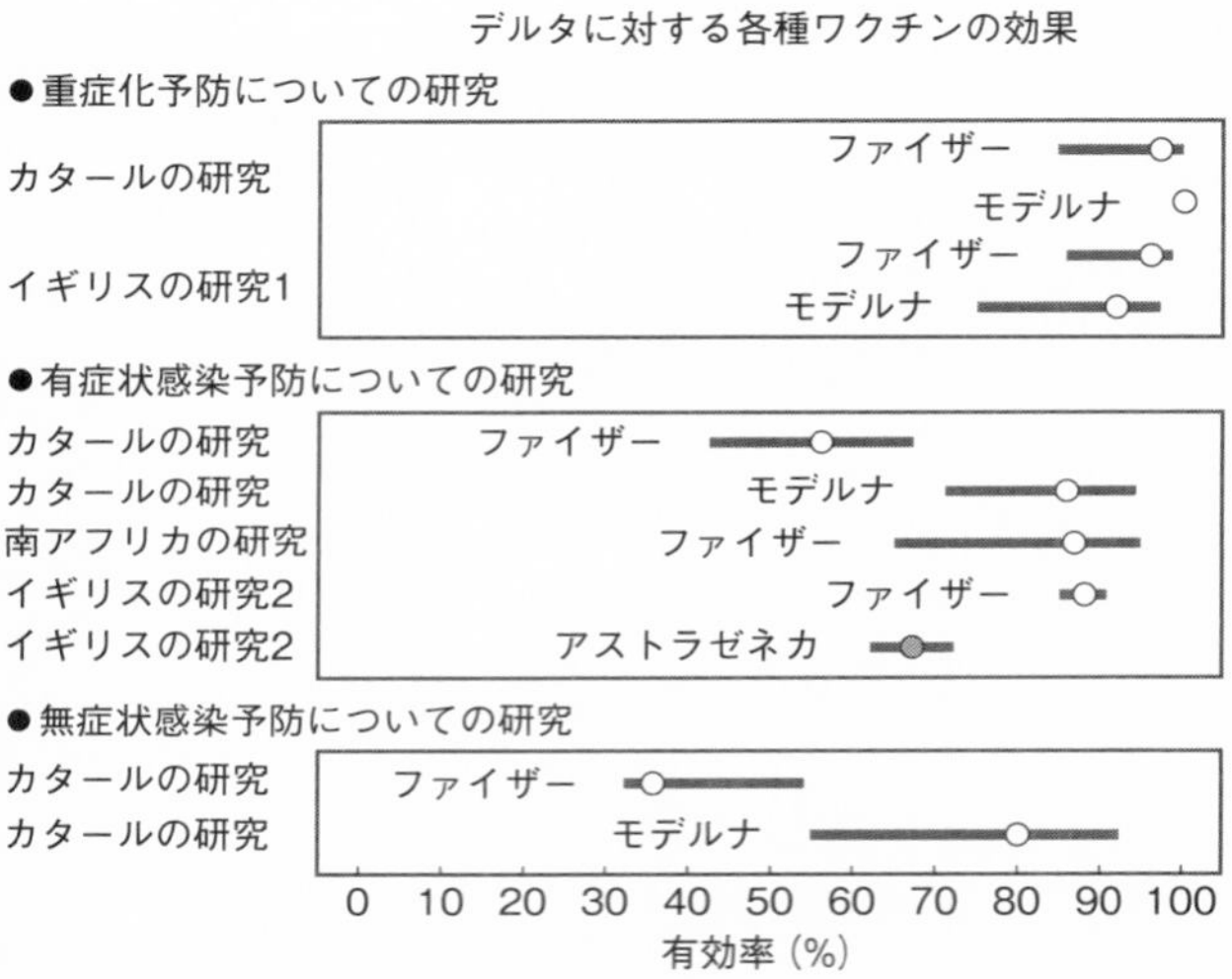


それぞれの研究から分かったこと

●重症化予防
ファイザー製、モデルナ製はいずれも重症化を予防する効果が80%以上と高い

●有症状感染予防
ファイザー製、モデルナ製、アストラゼネカ製が有症状感染を予防する効果は、重症化予防効果よりは低いが、いずれも有効率60%以上

●無症状感染予防
無症状感染を予防する効果は、ファイザー製は40%以下と低くなっているが、モデルナ製は80%を保持

**図5-6　デルタに対するワクチン効果を重症化予防効果、有症状感染予防効果、無症状感染予防効果についてメタ解析により比較したもの（横軸はワクチンの有効率を示す）**
（図は Higdon MM et al., medRxiv, doi: https://doi.org/10.1101/2021.09.17.21263549 から抜粋したもの）

果がある程度下がります。しかし、オミクロンといえども、他の変異株との共通部分（＝共通するエピトープ）が非常に多いので、今のワクチンはそれなりの効果を示すはずです。

実際、mRNAワクチンの追加接種により、デルタのみならずオミクロンに対する中和抗体が大きく増えて、さらにそれが時間経過とともに若干は下がるものの、多くの人で6ヵ月は持続することが報告[※5]されています。また、これに呼応して、第4章の4－2で解説したように、ワクチンの追加接種によりオミクロン株感染による入院患者の数が大きく抑えられています。このように、追加接種はオミクロンに対する防御には不可欠です。特に、一部の高齢者やがんの治療などを受けている人たちではワクチン効果が低下している可能性があるので、早めに追加接種を受けることが大事です。

また、追加接種が半年以降、どのぐらい持続するのか、近いうちにわかってくるでしょう。イスラエルの初期データでは3回目の接種によりCOVID－19に対する防御が9～10ヵ月続くという報道[※6]がなされています。通常は接種者の体内でメモリー細胞の数が増えることが予想されるので、3回目の接種では1、2回目で誘導されるよりも長い免疫効果が誘導されるはずです。ただし、そうであっても、まずは社会の中での感染者数を減らして、「降ってくるコロナの雨の量」を減らすことが大事です。

世界各国の感染状況を見ると、社会的対策をしっかりとしないと、ワクチン接種で一時

※5　https://www.nejm.org/doi/full/10.1056/NEJMc2119912
※6　https://www.timesofisrael.com/pfizer-booster-shot-could-offer-protection-for-9-10-months-initial-data/

的に感染を収束させたとしても、また次の感染の波が始まるということが続くはずです。つまりイタチごっことなります。残念ながら、新型コロナは追加接種をやれば感染が収まるというような単純なものではありません。猛威を振るっているオミクロンが収束したとしても、気を緩めるとまたすぐに元の木阿弥になってしまうでしょう。

## 5-6 追加接種するとすれば、いつどのようなタイミングが理想か？

これは3回目接種の目的によります。もし社会の中の感染者をできるだけ早く減らすことを目的とするのであれば、2回目接種から6～8ヵ月以降にできるだけ早くかつ集中的に3回目の接種を進めていくということになるでしょう。一方、もし社会の中で少々の感染者が出るのは許容しながら、ともかく重症者を減らそうと考えるのであれば、多くの人たちの場合には2回目と3回目の間が1年ぐらいはあいてもよいと、私は考えています。

というのは、先にも述べたように、mRNAワクチン接種後にはメモリーT細胞、メモリーB細胞ができて、後者については接種後3～6ヵ月間はその数が増加し、これらの細胞はアルファ、ベータ、デルタのどの変異株にも反応するだけでなく、このような免疫記憶を持っている人が抗原再刺激を受けると、すぐ抗体産生を開始することがわかっているからです。[※7]

※7 https://www.science.org/doi/10.1126/science.abm0829

ただし、第4章でも説明しましたが、世の中には「免疫力」があまり高くない人たちが存在します。たとえば、75歳以上の高齢者やもともと持病がある人たちです。この人たちの一部は2回接種でも十分に反応しないことがあります。しかし、海外のデータを見ると3回目の接種後にはかなりの人たちで防御免疫ができてくるので、この人たちも3回目の接種を優先的にやるべきでしょう。また、医療従事者の方々も感染リスクの中で仕事をしているのですから、当然、3回目接種を速やかにやっていくべきです。

注意しなければならないのは、イスラエルやイギリスのように感染が制御されない状態になると、やむを得ず、追加接種までの間隔を狭める必要が出てくることです。社会の中に感染者が多い状態だと、免疫反応が下がりやすい高齢者からブレイクスルー感染がちらほら出てくるからです。この場合、追加接種をしておけば、少々感染者が出たとしても、その多くは重症化は免れます。

しかし、感染や発症予防効果は必ずしも長くは続かず、次の変異株が入ってくると、また感染者が増え、同じ事を繰り返すことになります。やはりワクチン接種だけではなくて、それ以外の感染対策もしっかり行って、感染者の数を一定レベル以下に抑えておくことが大事です。そうすれば、ワクチン接種の間隔をしっかりと保つことができ、追加接種の効果も期待でき、結果としてワクチン接種の数を必要最低限に抑えられるはずです。

一方、感染が拡大方向に転じれば、真っ先に感染して、重症化するリスクが高いのが未接種者です。日和見的になんとなくワクチン接種を控えている方は、科学的エビデンスに基づいてリスクとベネフィットを今一度考慮のうえ、納得できるようであれば早めに接種されることをお勧めします。

もちろん、過去に重篤なアナフィラキシーショックが出てワクチン接種ができない方もいらっしゃいますし、副反応のリスクが怖くてどうしてもワクチンを打ちたくないという方もいらっしゃるでしょう。私は、ワクチンを打ちたくない方にまで、接種を強いるつもりはありません。重篤な副反応のリスクは低いとはいえ、ワクチンはノーリスクではありませんから、最終的には本人が納得したうえで接種すべきです。同調圧力をかけても反発を招くだけです。

ただし、老婆心ながら、ワクチン接種をされないのであれば、最低限マスクを着用し、3密回避などの感染予防策は徹底してください。

残念なことに臨床医のなかには、「新型コロナはただの風邪。自然に感染すれば自然に免疫が訓練されるし、風邪ぐらいの症状ですむなら、何回かかったっていいじゃないですか」と主張される人がいます。しかし、新型コロナは「ただの風邪」ではありません。自然感染で訓練される免疫のほうがワクチン接種で得る免疫より質が高いという考えも間違っています。

重症化リスクの高い高齢者では、インフルエンザよりも数十倍も死亡率が高いのです。日本ではある程度感染が制御されているので重症者数や死者数は少なくすんでいますが、すでに全世界で約６００万人を超える人が命を落としています。「ただの風邪」でこれほどの数の人が死ぬことはありません。

また、新型コロナウイルス感染症には、普通の風邪にはない深刻な後遺症もあります。アメリカとオーストラリアの研究者グループが、ＣＯＶＩＤ－19の後遺症に関する大規模な文献的検索を行い、その結果を『JAMA Network Open』に発表※8しました。

彼らは２０１９年12月から２０２１年３月までに報告された２１００の論文の中から57本を選び出し、計約25万人の新型コロナ回復者（平均年齢54・４歳、男性56％、入院患者79％）について、後遺症の程度と持続度を調査しました。

その結果、回復後６ヵ月経っても一つ以上の後遺症症状を持っていた人がなんと全体の54％もいました。酸素補充が必要な人が65％、胸部画像に異常所見が見られた人が62・２％、疲労感・筋力低下が37・５％、集中力低下は23・８％。これを見ても明らかですが、新型コロナをただの風邪と思っていたら、後でとんでもないことになります。

イギリスの通信社ロイターの分析※9によると、イングランドで新型コロナウイルスの再感

※8　Groff D et al, *JAMA Network Open* 4(10):e2128568, 2021.
※9　https://jp.reuters.com/article/health-coronavirus-britain-reinfections-idJPKBN2K63PQ

染が疑われる症例が２０２２年初頭で、感染者全体の約10％を占めることがわかったそうです。リスクを冒して感染して、せっかく獲得した免疫があまり役に立っていないようなので、割に合わないこと甚だしいと言わざるを得ません。自然感染による集団免疫獲得で新型コロナの流行を収束させることはできないのです。この点をくれぐれもご理解ください。

# 第6章

# ワクチンに深刻な副反応は本当にないのか？

本章では次のような不安・疑問が解決します

Q．接種によってかえって死亡者が増えているのではないか？

Q．２０２１年の超過死亡はワクチン接種が原因なのか？

Q．不妊症や流産のリスクが高まらないのか？

Q．心疾患や脳出血のリスクが高まることはないのか？

Q．若い世代で心筋炎／心膜炎が増えているのは本当か？

Q．スパイクタンパク質が原因で自己免疫疾患が起きないか？

３回目のワクチン接種を控えて、ワクチンには深刻な副反応があるのではないかという不安を抱えている方も多いと思います。こうした不安に便乗して、反ワクチン的な専門家や識者は「新型コロナワクチン接種が原因で多くの方が亡くなっている。ワクチンは危険だ」という主張を声高に唱えています。はたして、彼らの主張は本当なのでしょうか。

## ６－１　ワクチン接種によってかえって死亡者が増えているのではないか？

反ワクチン派が根拠として挙げるのが、新型コロナワクチン接種後に亡くなった死亡者数です。彼らは「接種後に死亡者は１４００人を超えている。それでも3回目、4回目とワクチンを打ち続けるのか！」と主張します。

しかし「ワクチンを接種した後に亡くなった」ということは、「ワクチンが原因で亡くなった」ということとはまったく違います。人はワクチン接種とは関係なく、突然命を落とすことがあるからです。ワクチン接種後の死亡事例のなかで、ワクチン接種との因果関係が認められてはじめて「ワクチンが原因で亡くなった」ということになります。

２０２１年12月24日時点での厚生科学審議会予防接種・ワクチン分科会副反応検討部会の資料によると、ワクチン接種後の死亡例として報告されたものは、接種開始から２０２１年12月5日までに１４０２件ありました。内訳は、ファイザー製１３４３件、モデルナ製59件であり、アストラゼネカ製0件です。2021年12月5日までの100万回接種当たりの死亡報告件数は、ファイザー製で8・1件、モデルナ製で1・8件、アストラゼネカ製で0件です。

これだけを見ると、ファイザー製が突出して多いように見えますが、ワクチン接種者の属性にはかなり差があるので、この数字は単純に比較できません。全国の地方自治体で先行して接種が進んだファイザー製は高齢者の接種者が多く、主に大規模接種会場で使われたモデルナ製やアストラゼネカ製は若い層の比率が高いため、実際には数字ほどの違いはないと思います。

厚労省は「ワクチンと死亡との因果関係が否定できないもの」を「$\alpha$」、「ワクチンと死亡との因果関係が認められないもの」を「$\beta$」、そして「情報不足等によりワクチンと死亡との因果関係が評価できないもの」を「$\gamma$」と分類しています。専門家グループの分析では、全死亡例1402件中「因果関係が否定できない」($\alpha$)は0件、「因果関係が認められないもの」($\beta$)が9件、「情報不足で因果関係が評価できない」($\gamma$)が1393件とされました。つまり、これまでのワクチン接種後の死亡事例は、全体の99・4%、ほぼ100%が「$\gamma$」、すなわち「灰色分類」ということです(図6-1)。

この状況は、実は海外でもほぼ同じですが、どうしてこれほど「灰色判定」が多いので

| 因果関係評価結果（公表記号） | 件数 |
|---|---|
| α（ワクチンと症状名との因果関係が否定できないもの） | 0件 |
| β（ワクチンと症状名との因果関係が認められないもの） | 9件 |
| γ（情報不足等によりワクチンと症状名との因果関係が評価できないもの） | 1393件 |

**図6-1　ワクチンの副反応疑い報告のなかで、死亡として報告された事例の死因分析**
（2021年12月24日時点での厚生科学審議会予防接種・ワクチン分科会副反応検討部会報告より、2021年12月5日までのデータを集計）

しょうか？　これについて、拙著『新型コロナワクチン本当の「真実」』の第2章で次のように述べています。

『死亡とワクチン接種が無関係であることを証明するのは、簡単ではありません。たとえば接種直後にアナフィラキシー症状が出て会場でそのまま死亡するような症例であれば、ワクチン接種との因果関係が強く疑われますが、自宅に帰ってから脳卒中や心不全になった場合は、既往症の可能性も高くなります。しかし、ワクチンには副反応はつきものなので、それが発症にまったく無関係だとの断定もできません。病理解剖や組織検査などを行えば、因果関係の信頼度を高めることは可能ですが、完全な因果関係の立証は困難です。必然的にワクチン接種後に死亡した症例は、すべて「副反応疑い報告」にカウントされて、そのまま因果関係あるなしの判断がつかない「灰色判定」になってしまうのです。』

ほぼ100％が「灰色判定」なので、データを「黒」

（「ワクチンが原因で死亡した」とする）と見るのか、「白」（ワクチン接種と「死亡」とは関係がない）と見るかで、印象はまったく違ったものになります。

ワクチン反対派は「灰色判定はすべて黒」と見なすべきだと考えます。しかし、これはいささか乱暴な決めつけと言わざるを得ません。ワクチン接種者の中には、もともと体調が悪い高齢者の方も多数含まれますし、高血圧や糖尿病、がんなどの既往症を抱えている人も多くいます。こうした死亡リスクの高い方が、ワクチン接種とは関係なく、突然死亡するケースもあります。また、健常だと思われた人のなかには自覚症状のないまま動脈硬化が進行し、脳卒中や動脈瘤破裂などで突然死する方もいます。ワクチン反対派の意見にしたがえば、こうした方々も「ワクチン死」にされてしまいます。常識的に考えれば、おかしな話ですが、反証は困難を伴います。ある事実が存在しない事実のことを「消極的事実」といいます。しばしば「悪魔の証明」という言い方がされるように、「消極的事実」の立証はきわめて困難です。

この問題は、悪意を持ったフェイクニュースなどとは違って、解釈や主観の問題となるので、すっきりとした形で議論に決着をつけることが難しいのです。

一方、これでは多くの方々は「それでは何もわからないではないか」と心配されることと思います。しかし、方法がないわけではありません。ワクチン接種者と非接種者の病気の発症率や死亡率などのビッグデータを分析することで、ワクチン接種と接種後の死亡リスクを客観的に判定できます。アメリカではワクチン接種者の追跡調査を行い、接種後の病気の発生率と、接種を行わなかった場合に予想される病気の自然発生率を比較することで、ワクチン接種と死亡との因果関係を検証しています。

アメリカには、全米各地の病院が参加する、ワクチン安全データリンク「VSD」(Vaccine Safety Datalink)というモニタリングシステムが存在します。VSDでは、およそ1200万人の診療情報やワクチンの接種歴を含む、膨大な医療データを収集しています。アメリカのCDC(疾病対策予防センター)はこうしたビッグデータを用いて、ワクチン接種者と非接種者の死亡率やさまざまな病気の発生率に差がないか、常にモニタリングしています。CDCは、2021年6月時点で「死亡事例とmRNAワクチン接種には明らかな因果関係がない」と評価しています。

ちなみにこのVSDによるモニタリングで、ファイザー製やモデルナ製のワクチンを接種した若い世代で軽度な心筋炎が発生する頻度がやや高いことがわかり、CDCは注意喚起しています。ただし、後述するように、その発生頻度はきわめてまれで、ワクチンの恩恵はリスクを上回るとして接種を推奨しています。

このようにビッグデータを緻密に分析すれば、わずかなリスク上昇を把握することができます。ワクチン接種者の死亡率や特定の病気の発症率が著しく高いようなことがあれば、こうしたビッグデータに大きなゆらぎが生じるはずですが、現在ではそのような兆候は見られていません。これはアメリカに限らず、他の国々でも同様です。

残念ながら、日本にはVSDほどの緻密なモニタリングシステムが存在しません。しかし簡単な計算で、ワクチン接種によって死亡者が増えているとの主張が事実に反することがわかります。私は、ワクチン接種後に見られる死亡者の数が多いのか少ないのかを判定する目的で、ワクチン接種者と同数の未接種集団でワクチンとは関係なしに何人ぐらい突然死するのか、ワクチンとは無関係の突然死の「期待値」(予測値)を計算してみました。「期待値」とは穏やかならぬ言い方ですが、統計で用いられる言葉で、計算上予想される数、あるいは予測値という意味ですので、ご勘弁願います。

日本(人口1億2580万人)では年間約12万人が突然死[※1]していると推定されています。つまり1日に328人以上、1週間で2296人以上が突然死しています。

一方、ワクチン接種は2021年2月14日から2021年12月6日までの295日間(約42週)に1億9762万回の接種が行われました。日本で使用されたワクチンはいずれも2回接種が1セットなので、期間中にワクチン接種した人は単純計算で9881万人いたことになります。これは日本の総人口の78・5%に相当するので、295日間で突然死す

※1 https://jglobal.jst.go.jp/detail?JGLOBAL_ID=200902259253894020

るワクチン接種者の予測値は（12万人×0.785×295÷365）＝7万6134人となります。

新型コロナワクチン接種後に報告された死亡事例がワクチン接種期間の約42週間で1402例とのことですから、これは前述の予測数よりもはるかに少ないことになります。ただし、ワクチン接種後にはもっと多くの人が亡くなっていて十分に報告されていない可能性もあります。しかし、たとえ今報告されている数が本当に起きている数の10分の1だとしても、前述の予測値よりはかなり小さな数となります。

もちろんこれは単なる机上の計算です。突然死を起こす理由は多々あるのですから、ワクチン接種の際の死者数と比べること自体が無理なのかもしれません。しかし、ワクチンとは無関係に突然死で亡くなっている人の数（1日300人以上、1週間で約2300人）を考えると、これまでの厚労省の副反応疑い報告のデータからワクチン接種で突然死が増えている、と言うのには無理があると思います。

ワクチンに反対する人のなかには、毎年の死亡者数と比べた超過死亡に注目して、2021年から本格的に始まったワクチン接種が超過死亡を招いたと主張する方もいます。確かに、2020年9月〜2021年9月までの死亡者数は約107万5000人で、死亡者数の対前年比の増減を見ると5万9810人増えています（図6-2上）。これは東日本大震災が起きた2011年の4万9680人を上回っています。ワクチン接種に反対する

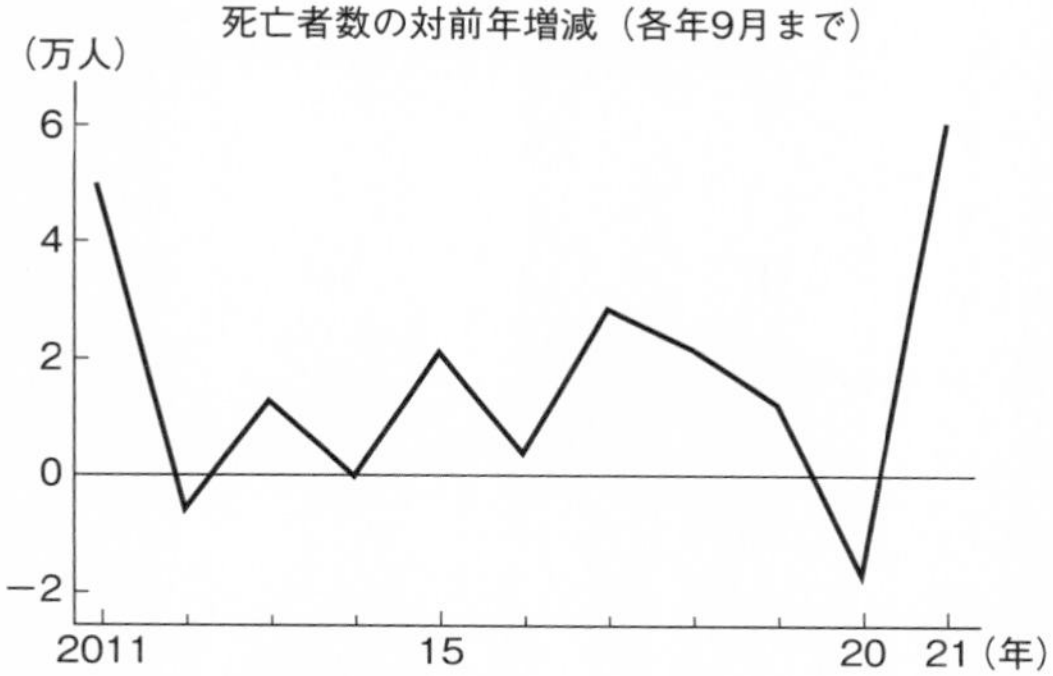


（出所）厚生労働省「人口動態調査」

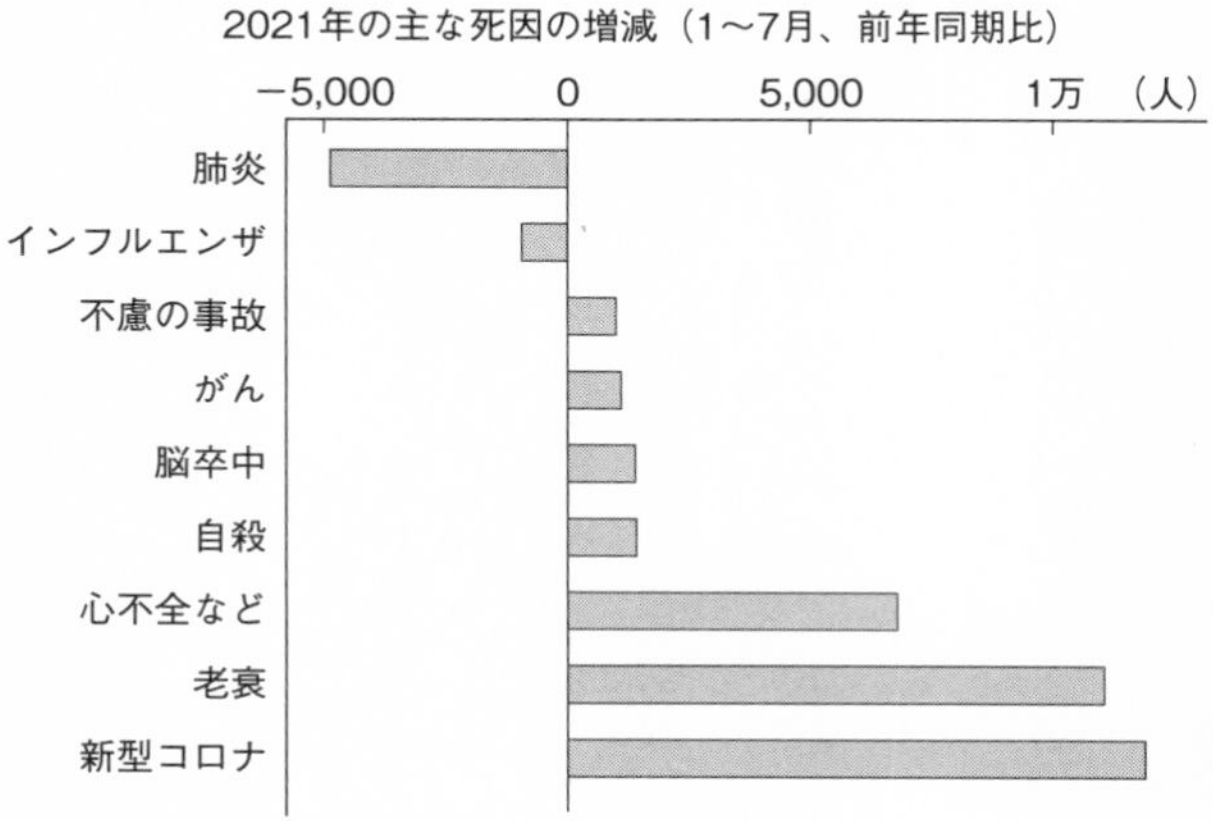


（注）「不慮の事故」は交通事故など
（出所）厚生労働省「人口動態統計月報(概数)」を集計

**図6-2　死亡者数の対前年増減数と2021年の主な死因の増減**
（2021年12月10日　日本経済新聞より転載）

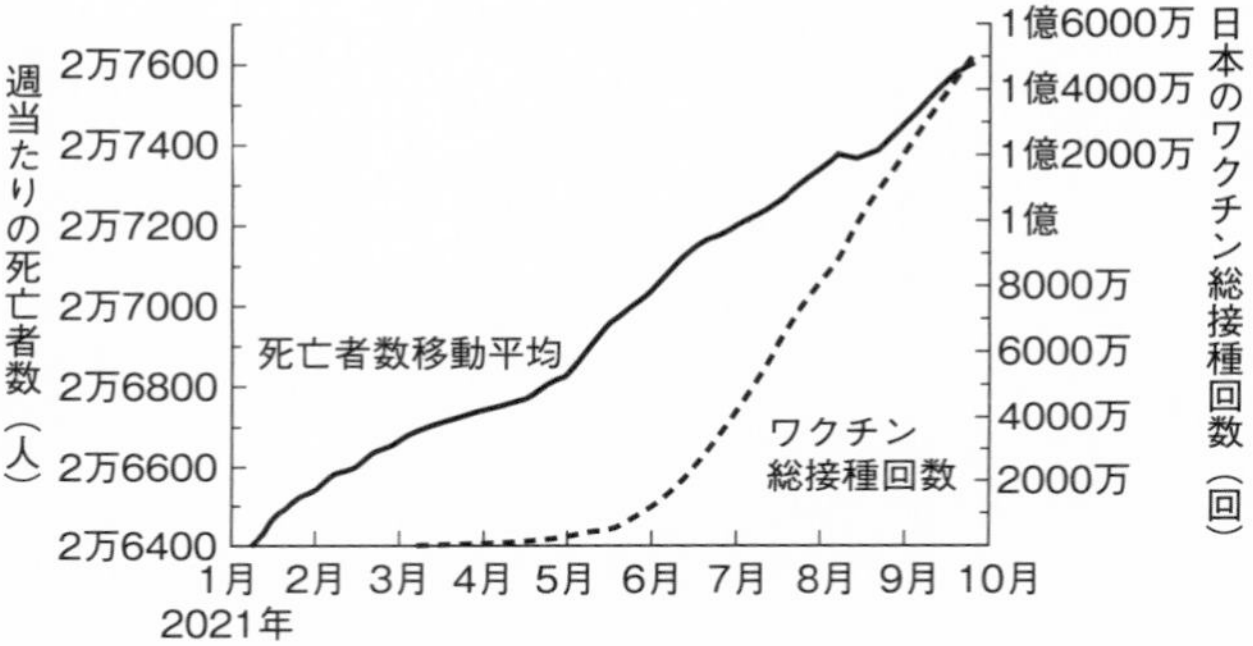


**図6-3　2021年1月から10月までの日本における死亡者数移動平均（左縦軸）とワクチン総接種回数（右縦軸）の推移**

（鈴木貞夫氏〈名古屋市立大学大学院医学研究科・公衆衛生分野教授〉作成）

方は、これを、ワクチン接種に起因すると主張します。

しかし、同じ調査の、死因増減の内訳を見るとかなり印象が違ってきます（図6-2下）。死因増の最も大きい寄与要因は、新型コロナウイルス感染症による死亡です。

また、「老衰」「自殺」など、ワクチン接種と関係性が薄い増加要因もあります。「がん」「脳卒中」「心不全」は増えていますが、ワクチン接種がこれらの病気の死亡リスクを高めているという科学的なエビデンスはありません。後述するように、ワクチン接種が若い世代の心筋炎発症の頻度をやや高めるという報告はありますが、大部分は軽症で抗炎症剤の投与などの治療で回復しています。

図6-3は名古屋市立大学大学院医学研究

科・公衆衛生分野教授の鈴木貞夫氏が作成されたグラフです。これによると、日本では2021年1月から2021年後半まで死者数（週当たりの死亡者数）が少しずつ増えています（死者増加の一部は新型コロナ感染によるものかもしれません）。ただし、ワクチン接種回数の軌跡をよく見ると、この増加は、ワクチン接種が始まる2021年2月17日よりも前に始まっているのです。さらに、ワクチン接種は日本では6月に入ってから1日100万回を超えるものすごい勢いで進み始めたのですが、週当たりの死者数はワクチン接種が始まった後も接種以前とほぼ同じペースで増えています。もし、ワクチン接種で死者が増えたのであれば、接種が本格化するとともに毎週の死者数を示すグラフの軌跡が急上昇しないといけないはずです。

そもそも、超過死亡や過少死亡には、さまざまな因子が絡んできます。たとえば、2021年では、新型コロナによる感染症対策の徹底によって肺炎やインフルエンザによる死亡者数が減少する一方で、病床逼迫で必要な治療を受けられずに死亡した人も出ました。長期外出を控えることで運動する機会が減り、老衰が進んだ高齢者もいたでしょう。感染を恐れて健診を控えた結果、がんの発見が遅れるようなこともあるでしょう。このようにさまざまな要因が絡み合って、死亡者数は毎年不規則に変動しています。超過死亡を注意深くモニタリングする重要性は否定しませんが、死亡原因の細かな検討をすることとなし

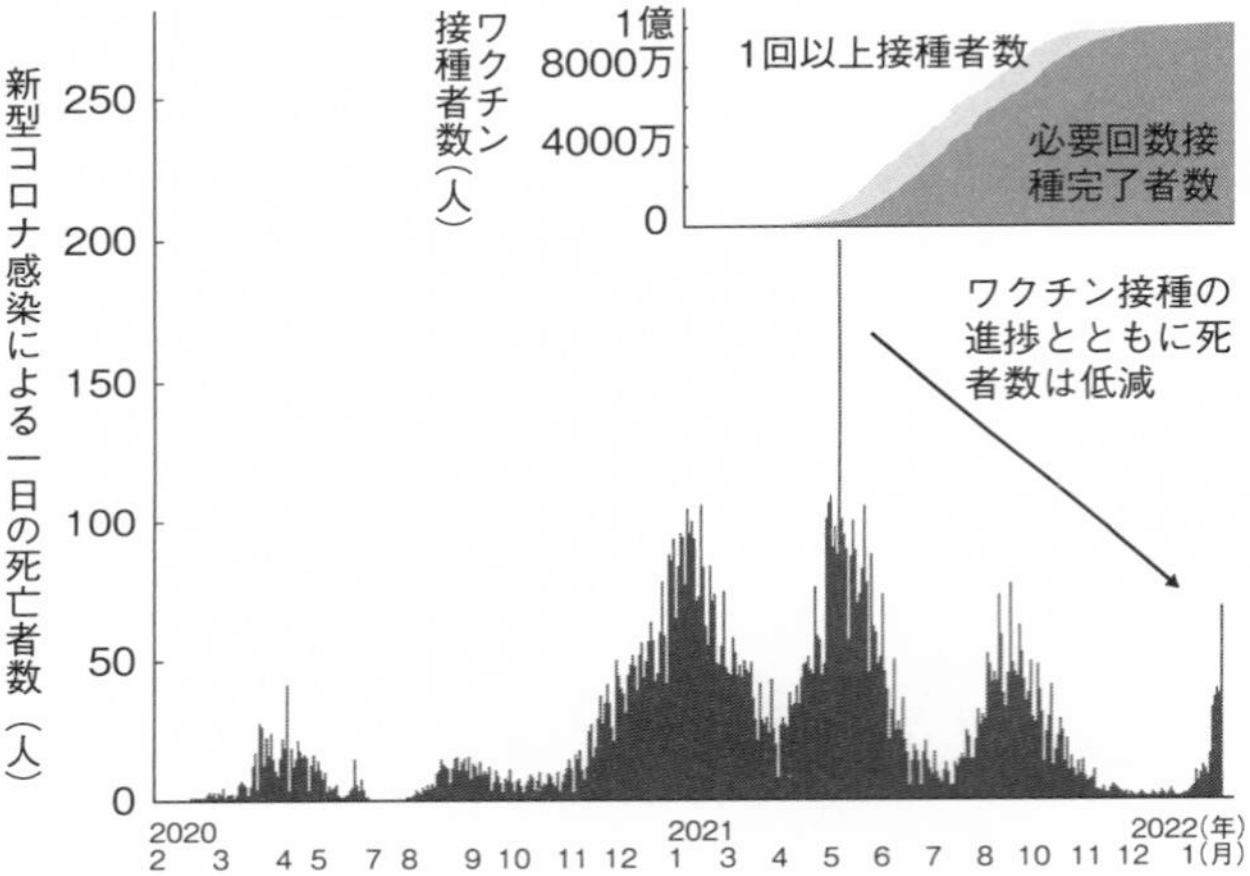


**図6-4　2020年から2022年にかけての日本における１日の死亡者数とワクチン接種者数の推移**

（新規感染者数データはWorldometerから引用。ワクチン接種率はOur World in Dataから引用）

に、超過死亡の増加だけで、すべてワクチン接種が原因と結論づけるのは、論理の飛躍があります。

　これまで海外の国々を含めて、新型コロナワクチン接種は感染流行を抑えることによって結果的に多くの人の命を救っています。図6－4は、日本におけるワクチン接種者数と新型コロナの死亡者数の推移です。ワクチン接種者数が増えてきた２０２１年後半から死亡者数が明確に減少していることがわかります。ワクチン接種によって死亡者数が増えているというのは、事実ではありません。

## 6-2　不妊症や流産のリスクは？

ｍＲＮＡワクチンについて驚くような報道がありました。ファイザー製ワクチンの臨床試験結果が発表されてすぐのことです。新聞やテレビなどで「ファイザー社元副社長のマイケル・イードン氏がｍＲＮＡワクチンは胎盤形成を阻害して不妊の原因になるので危険だと主張して、欧州医薬品庁に対してワクチンの臨床試験の中止をするよう嘆願書を提出した」というニュースが流れたのです。

この嘆願書にある彼の主張を見てみると、「ｍＲＮＡワクチンの抗原であるスパイクタンパク質にあるアミノ酸配列の一部が胎盤形成に必要なシンシチン―１というタンパク質にある配列とよく似ている。したがって、ワクチン接種によりスパイクタンパク質に対して抗体ができると、シンシチン―１に対する抗体もできて、胎盤形成が阻害され、女性が不妊となる可能性がある」ということでした。

しかし、その後、よく調べてみると、この報道にはいくつも間違いがありました。まず、イードン氏はファイザー社の副社長ではありませんでした。「副社長」というのはVice Presidentの直訳ですが、欧米の製薬会社では「部長」ぐらいの意味で、会社の運営に関わるような重要ポストではありません。それに、この人はワクチン開発の担当ではなくて、アレルギー・呼吸器疾患部門の研究主幹であり、社内のいろいろな対立からそのポストを去った人でした。

また、シンシチン－1と似ている配列がスパイクタンパク質にあるといっても、似ているのはほんの一部で（538個のアミノ酸残基のうちの4つのアミノ酸が共通しているにすぎません）、似て非なる……といったほうがよい程度の「相似性」です。事実、mRNAワクチン接種者にシンシチン－1に対する抗体はこれまでのところ見つかっていません。※2

さらに、動物実験ではワクチン接種後の卵巣は正常であり、受胎率も変わりません。そして、2022年1月13日の『Nature Medicine』には、スコットランドでの約1万8000人の妊婦について調べたデータ※3が出ました。それによると「新型コロナ感染の77・4%、コロナ重症化の90・9%、コロナによる死亡の98%が、ワクチン未接種の妊婦に起きていた」とのことです。すなわち、ワクチン接種を受けていない妊婦は、ワクチン接種済み妊婦に比べてコロナ感染が起こりやすく、重症化率も死亡率も高いことが明らかになりました。

これ以外にも、次のようなことが明らかになってきました。まず、アメリカで約87万人の妊婦を対象に行われた調査※4では、ワクチン接種済みの妊婦は、ワクチン未接種の妊婦に比べて、新型コロナ感染での死亡が約15倍少なく、早産も約22倍少なくなりました。逆に

※2　査読前論文：https://www.medrxiv.org/content/10.1101/2021.05.23.21257686v1
※3　https://www.nature.com/articles/s41591-021-01666-2
※4　https://jamanetwork.com/journals/jamanetworkopen/fullarticle/2782978

言うと、ワクチン接種を受けていない妊婦は、ワクチン接種済みの妊婦に比べて早産が起こりやすく、重症化率も死亡率もずっと高かったのです。さらに、アメリカCDCのデータ[※5]では、妊娠直前あるいは妊娠20週以前にmRNAワクチンを受けた約2500人を調べた結果、自然流産率はワクチン未接種者との間での有意差はありませんでした。

ここまでエビデンスが積み上がっているのですが、世の中では相変わらず「若い女性や妊婦にはmRNAワクチンは怖い」という声がところどころから聞こえてきます。最初に立った噂はなかなか消えないとはこのことですね。新聞やテレビで、先に述べたマイケル・イードン氏のワクチン不妊誘導説を紹介した「識者」はしっかりと発言を訂正すべきだと思いますが、残念なことに相変わらず知らん顔をしている人が多いようです。事実がはっきりしないなかで間違って発言したことは仕方がないことなので、エビデンスに基づいて訂正することが大事だと思います。

## 6-3　心疾患や脳出血のリスクが高まることはないのか？

反ワクチン派の方々は、しばしば「新型コロナワクチンを接種すると、脳出血やくも膜下出血が増える。だから危険だ！」と言っています。でも、それは間違っています。実際のデータをよく見てください。イギリスで約3200万人の人たちにおいて、アストラゼネカ

※5　https://doi.org/10.21203/rs.3.rs-798175/v1

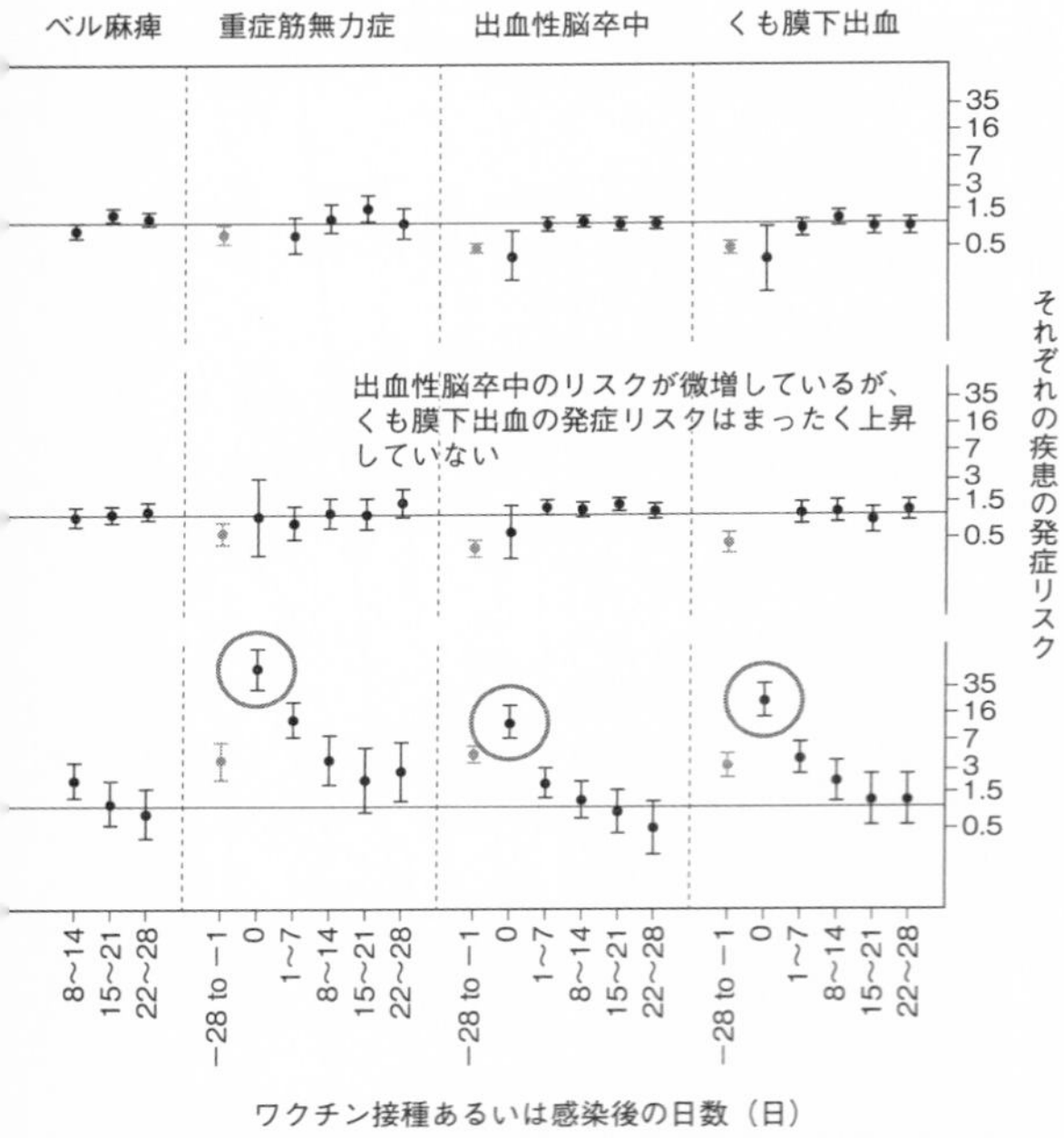


**図6-5　ワクチン接種時および新型コロナ感染時における神経系疾患の罹患率比の比較**（Patone M et al., *Nat Med*, 27(12):2144, 2021から引用・修正）

製ワクチンあるいはファイザー製ワクチンを接種したとき、あるいは実際に新型コロナ感染をしたときに、脳出血やくも膜下出血を含む神経系疾患の発症リスクがそれぞれどう変化するのかを調べた論文[※6]が『Nature Medicine』に掲載されています。イギリスの研究グループによるものです。それによると、すでにアメリカで何度か報告されているように、新型コロナワクチン接種とくも膜下出血はほぼ無関係でした（図6-5）。

※6　https://doi.org/10.1038/s41591-021-01556-7

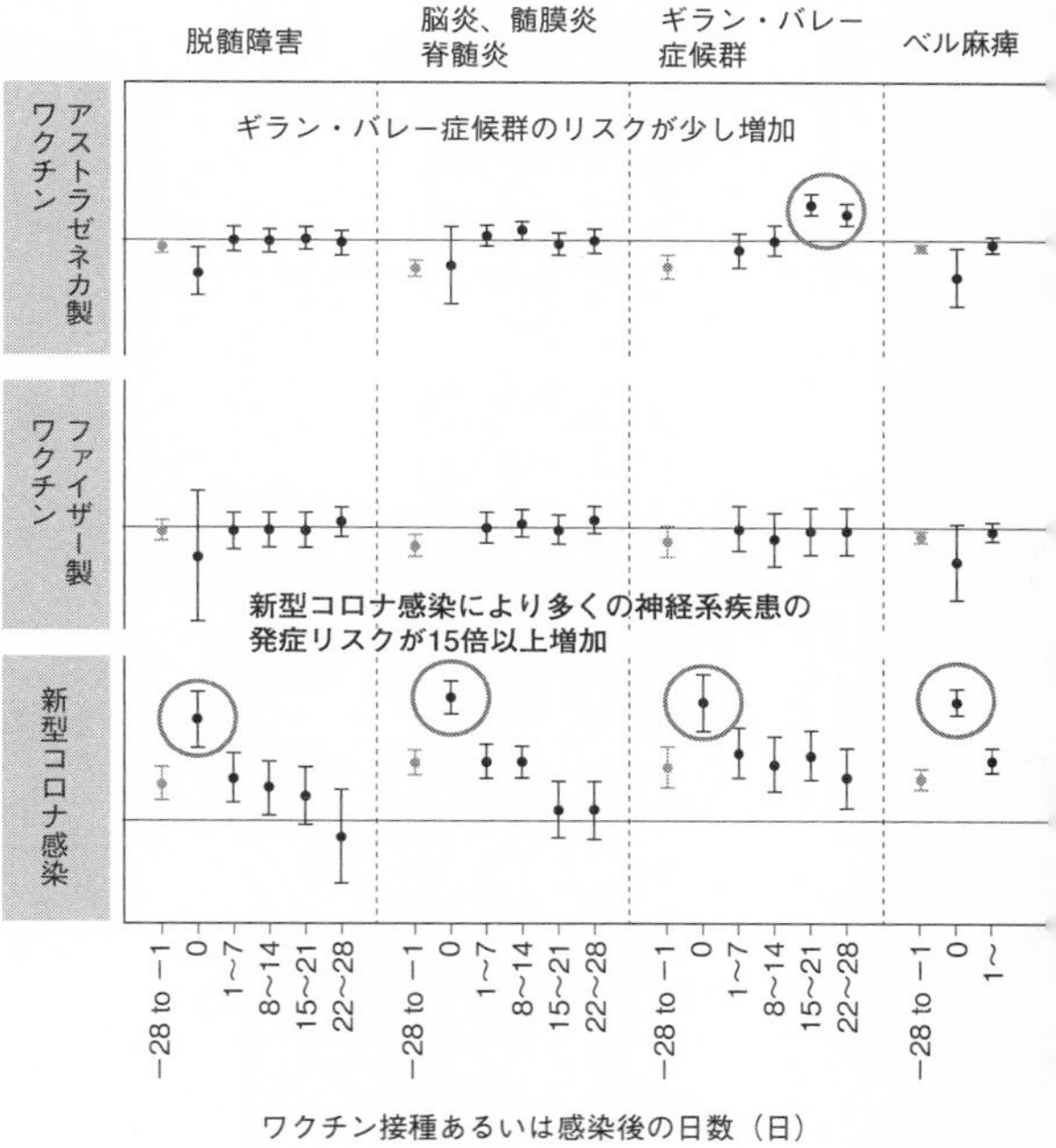


ただし、アストラゼネカ製ワクチン接種でギラン・バレー症候群（末梢神経の障害のために力が入らない、感覚がわかりにくい、しびれるなどの症状を起こす病気）の発症リスクがわずかに増えるようです。

一方で、新型コロナに感染すると、種々の神経系疾患の発症リスクが15倍以上も増えています。これは、脱髄障害、脳炎、ギラン・バレー症候群、ベル麻痺、重症筋無力症、出血性脳卒中、くも膜下出血のいずれでも同じで、新型コロナ感染により発症リスクが著しく増えます。

このグラフを見れば、ワクチン接種によって生じる副反応のリスクよりも、感染によって発症する合併症や後遺障害のほうがはるかに深刻なことがわかります。

前述したとおり、アメリカにはワクチン安全データリンク「ＶＳＤ」というモニタリングシステムがあり、ワクチン接種者の追跡調査を行い、接種後の病気の発生率と、接種を行わなかった場合の予想される病気の自然発生率を比較しています。ほとんどの病気でワクチン接種と発症との因果関係は認められていません。

その中で、心筋炎と心膜炎については、発生頻度はきわめてまれなものの、ｍＲＮＡワクチン接種後に有意に発症率が高いことがわかっています。心筋炎は、心臓の筋肉組織（心筋）に炎症が起きる病気で、心膜炎（心嚢炎《しんのう》ともいう）は心臓を覆っている心膜に炎症が起きる病気です。同様のデータは、イギリスの医薬品・医療製品規制庁（ＭＨＲＡ）や欧州医薬品庁（ＥＭＡ）でも報告されています。データには多少のバラツキはありますが、おおむね1回目よりも2回目のｍＲＮＡワクチン接種後に、高齢者よりも思春期や若年成人に、女性よりも男性により多く発生するといわれています。

日本国内のワクチン接種でも、ファイザー製、モデルナ製のワクチンでいずれも、10代および20代男性の心筋炎／心膜炎の報告頻度が他の年代と比べて高いことが確認されています。図６－６は、厚生労働省が２０２１年12月24日に発表したものです。

心膜炎が疑われた報告頻度
（100万人接種当たり）

| 年齢（歳） | ファイザー製 | | モデルナ製 | |
|---|---|---|---|---|
| | 男性 | 女性 | 男性 | 女性 |
| 12～14 | 5.6 | 1.0 | 32.0 | 0.0 |
| 15～19 | 10.1 | 1.1 | 14.1 | 7.4 |
| 20～24 | 5.8 | 0.6 | 9.3 | 2.2 |
| 25～29 | 5.8 | 0.0 | 6.3 | 1.4 |
| 30～34 | 2.9 | 1.0 | 1.1 | 3.2 |
| 35～39 | 2.0 | 1.6 | 0.0 | 1.5 |
| 40～44 | 0.8 | 0.7 | 2.0 | 0.0 |
| 45～49 | 1.0 | 0.3 | 2.6 | 1.3 |
| 50～54 | 0.7 | 2.0 | 1.0 | 1.5 |
| 55～59 | 0.0 | 0.3 | 0.0 | 0.0 |
| 60～64 | 1.1 | 0.3 | 2.2 | 0.0 |
| 65～69 | 1.5 | 0.8 | 0.0 | 0.0 |
| 70～74 | 1.5 | 0.4 | 0.0 | 0.0 |
| 75～79 | 1.5 | 0.6 | 0.0 | 0.0 |
| 80～ | 0.8 | 0.3 | 0.0 | 0.0 |

心筋炎が疑われた報告頻度
（100万人接種当たり）

| 年齢（歳） | ファイザー製 | | モデルナ製 | |
|---|---|---|---|---|
| | 男性 | 女性 | 男性 | 女性 |
| 12～14 | 26.1 | 3.0 | 80.0 | 0.0 |
| 15～19 | 25.5 | 4.8 | 98.7 | 2.5 |
| 20～24 | 16.0 | 1.2 | 55.0 | 2.2 |
| 25～29 | 11.6 | 1.7 | 38.9 | 2.8 |
| 30～34 | 4.6 | 1.5 | 11.8 | 3.2 |
| 35～39 | 2.5 | 2.9 | 3.0 | 3.0 |
| 40～44 | 4.1 | 1.7 | 5.9 | 3.0 |
| 45～49 | 1.6 | 1.1 | 5.2 | 5.2 |
| 50～54 | 1.6 | 1.7 | 1.0 | 4.4 |
| 55～59 | 2.2 | 0.6 | 2.6 | 0.0 |
| 60～64 | 0.7 | 1.6 | 0.0 | 0.0 |
| 65～69 | 1.8 | 0.8 | 4.3 | 5.7 |
| 70～74 | 0.7 | 1.5 | 0.0 | 0.0 |
| 75～79 | 1.5 | 0.3 | 0.0 | 0.0 |
| 80～ | 2.0 | 1.7 | 0.0 | 0.0 |

**図6-6　厚生労働省が2021年12月24日に発表した心膜炎／心筋炎の報告頻度**（https://www.cov19-vaccine.mhlw.go.jp/qa/0079.htmlより引用）

10～30代の若い男性での心筋炎の発症頻度が明らかに高く、ファイザー製よりもモデルナ製ワクチンにおける報告頻度のほうが高いことがわかります。ただし、日本ではモデルナ製は若い世代に多く投与されているので、これが影響している可能性もあります。

ワクチン接種によって心筋炎や心膜炎の発症頻度が高まる点については注意が必要ですが、同時に新型コロナに感染することでも心筋炎の発症リスクが高まることも知っておくべきです。アメリカの『JAMA Cardiology』[※7]によると、新型コロナに感染したスポーツ選手の0・6～2・3％に心筋炎／心膜炎が観察されたとのことです（図6－7）。これは人口100万人当たり6000～2万3000人の発生頻度になります。日本人で、最も心筋炎の発症リスクが高かった、モデルナ製ワクチンを打った15～19歳男性グループですら、人口100万人当たりの報告頻度は98・7人です。

これらのデータで判断するかぎり、新型コロナ感染に伴って発生する心筋炎／心膜炎の頻度は、ワクチン接種後に起きる心筋炎／心膜炎の頻度よりもはるかに高いことになります。厚労省では、ワクチン接種によってわずかに心筋炎／心膜炎の発症リスクが高まったとしても、ワクチン接種を受けることによる心筋炎／心膜炎をはじめとする、新型コロナによるさまざまな合併症を防ぐベネフィットがはるかに上回ると判断しています。新型コロナになれば、心筋炎／心膜炎以外の病気になるリスクも格段に高まるのです。

※7　Daniels, C. J. et al, *JAMA Cardiol*, 6(9):1078, 2021

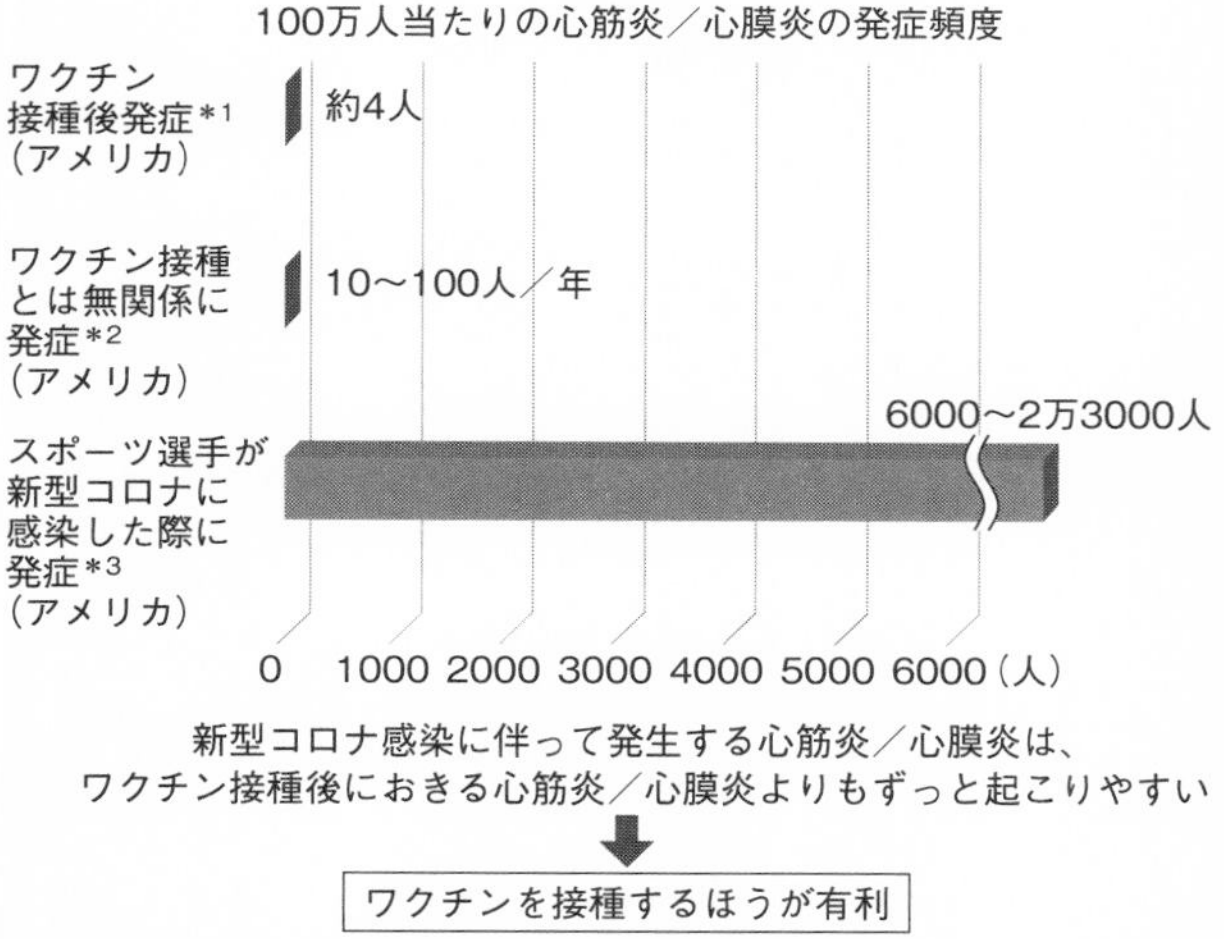


*1,2 Wise J. *BMJ*, 373:n1635,2021.　*3 Martinez, M. W. et al., *JAMA Cardiol*, 6(7):745,2021.
*3 Daniels, C. J. et al., *JAMA Cardiol*, 6(9):1078,2021.

**図6-7　ワクチン接種と新型コロナ感染で見られる心筋炎／心膜炎の発症頻度比較。３つの異なる論文の結果**

私もこれと同じ意見です。ただし、若い男性に心筋炎／心膜炎の発症頻度が高く、しかも心臓という重要な臓器での副反応であることは間違いないので、今後も継続的な注意が必要でしょう。

心筋炎や心膜炎の典型的な症状は、ワクチン接種後4日程度の間に現れる、胸の痛みや息切れなどです。発症リスクが高いとされる若年の男性の方は、ワクチン接種後にこうした症状が現れた場合は速やかに医療機関を受診してください。

繰り返し説明しているように、ワクチンはきわめて低いとはいえ

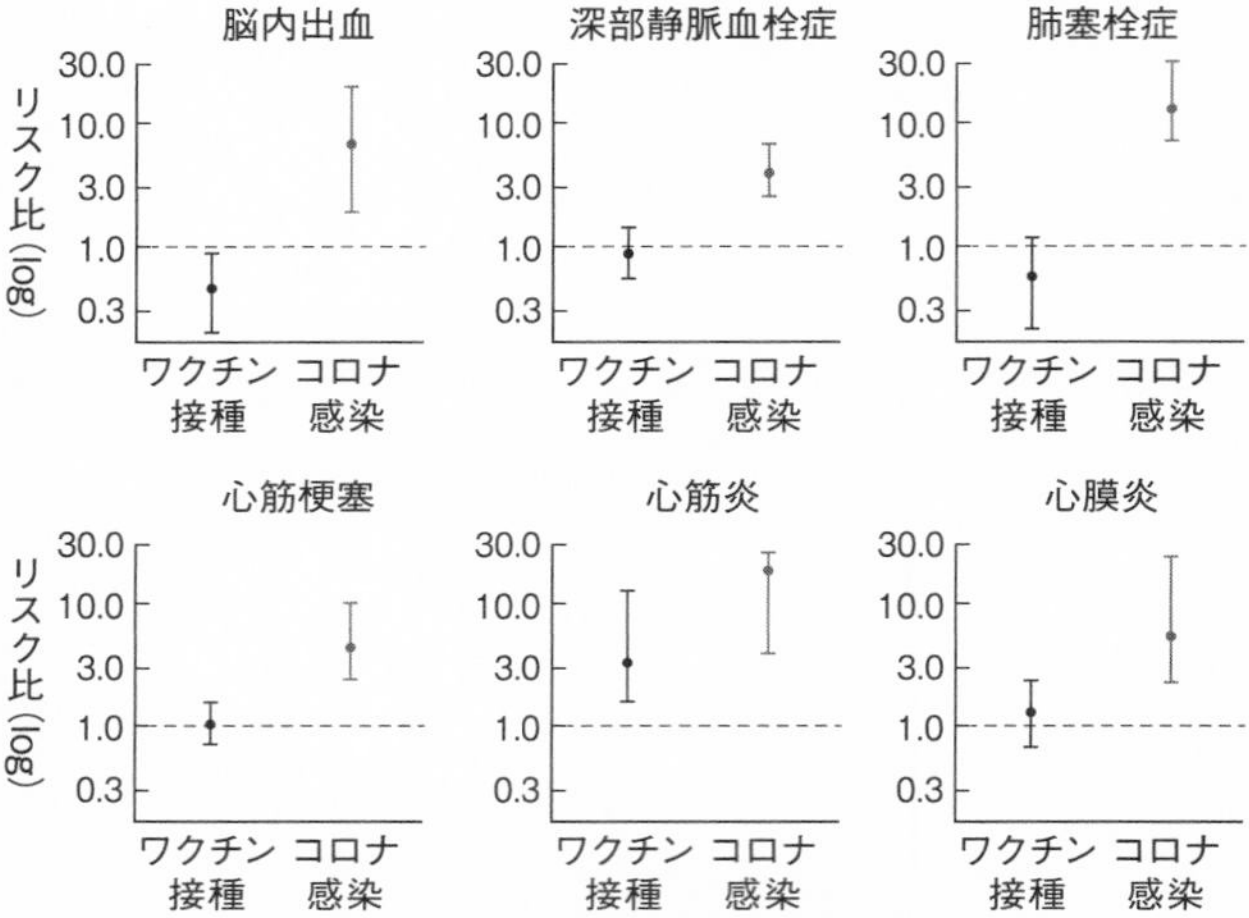


**図6-8　ワクチン接種時および新型コロナ感染時における重篤な疾患の発症頻度比較**（*New Engl J Med*, 385(12):1078, 2021から引用・修正）

副反応は発生しますから、ノーリスクではありません。したがってワクチン接種を考えるうえで、接種によるベネフィットと接種しないことによるリスク、接種することによって発生する副反応のリスクを比較考量することが重要です。

こうした視点で図6－8のデータをご覧ください。これは『New England Journal of Medicine』に掲載されたイスラエルからの報告[※8]です。グラフを見ると、脳内出血、深部静脈血栓症、肺塞栓症、心筋梗塞、心筋炎、心膜炎のいずれにおいても、ワクチン接種時と新型コロナ感染時でのリスク比を見ると、新型コロナ感染のほうが数倍以上

※8　*New Engl J Med,* DOI: 10.1056/NEJMoa2110475

高く、ワクチン接種の副反応よりも感染リスクのほうが明らかに高いことがわかります。

## 6-4　自己免疫疾患を誘発することはないのか？

もしワクチンに含まれている抗原が、われわれのからだに内在する抗原（＝自己抗原）とよく似ていれば、ワクチン接種によって自分のからだを攻撃する状態、すなわち自己免疫疾患が起きる可能性があります。しかし、ワクチン抗原と自己抗原の相似性については、最近は大きなデータベースを利用して子細に検討され、さらに、動物実験や人での臨床試験の過程で繰り返し検討され、少しでも危ないものは排除されるようになっています。現時点では非常に起こりにくいことです。

ただし、人の反応性は千差万別であり、たとえほとんどの人で問題のない抗原であっても、きわめて少数の人たちで問題になることがあり得ます。注意しないといけません。

たとえば、１９９０年代にフランスやイギリスでB型肝炎ワクチン接種が始まった後に、脳神経系が免疫の攻撃を受ける多発性硬化症という病気が増えたという報告がありました。病原体あるいはワクチン抗原に対する免疫反応が脳神経系を攻撃したのではないかと懸念されたのです。しかし、幸いにも、これは杞憂に終わりました。その後の解析ではこれを支持する報告は出ず、当初の報告は再現されませんでした。したがって、現状では

B型肝炎ワクチンは安全であり、接種によって多発性硬化症の発症が誘導されることはない、と結論されています（拙著『免疫力を強くする』181ページ、講談社ブルーバックス）。

これと似たようなことが、新型コロナワクチンでも一時、問題になりました。ワクチン接種後に横断性脊髄炎や多発性硬化症が発症したということが報道されたのです。横断性脊髄炎は脊髄の一部分に横断性に炎症が起こる病気です。多発性硬化症の過程で見られることもあります。多発性硬化症とともに、自己免疫システムの異常で引き起こされる神経の炎症性疾患です。このようなことから、ワクチン接種が神経系で自己免疫疾患を誘導するのではないかと懸念されました。

しかし、これまでに世界中で100億回以上の新型コロナワクチン接種が行われていますが、横断性脊髄炎や多発性硬化症の発症が実際に増えているという報告は、私が知る限り、ありません。一方で、多発性硬化症の場合、経過が長く、初期は症状が軽微なので、臨床的に見つかっていなかった（＝隠れていた）のがたまたまワクチン接種直後に時期を同じくして現れてきたという可能性もあります。また、多発性硬化症は、遺伝的要因、ウイルス感染を含む環境的な要因などが発症に関与することが想定されている複雑な疾患です。これまでに直接的な原因は同定されていません。ワクチン接種との因果関係も当初は懸念されたものの、それを直接的に示すエビデンスは現在まで見つかっていません。[※9] この

※9　*Ann Neurol*, 89(5):856, 2021

他に、前項でも触れたように、新型コロナワクチン接種後にギラン・バレー症候群の発症が増えているという報告[※10]があります。ギラン・バレー症候群は、炎症性の多発性神経障害です。この疾患は、しばしばウイルス感染で誘発され、新型コロナウイルス感染の後にもギラン・バレー症候群が出現します。

つまり、新型コロナワクチン接種でも、新型コロナ感染そのものでも、まれではありますが、ギラン・バレー症候群の発症の報告があります。ということは、ワクチンと感染で共通に存在する物質が自己免疫反応を誘発している可能性があります。その候補の一つは、新型コロナウイルスのスパイクタンパク質なのですが、現時点では、スパイクタンパク質とヒトの神経系抗原との間では相似性の高い配列は見つかっていません。ワクチン接種が直接的ではなくて、何か他のウイルス感染のリスクを上げるなどして間接的にギラン・バレー症候群の発症に関わった可能性はありますが、疾患発症の頻度が非常に低いために、現状では判断が困難です。

以上は、ワクチン抗原あるいは病原体成分が自己抗原と似ているために自己免疫反応を起こすという可能性ですが、最近、ワクチンに含まれている物質が人のからだに存在する物質と結合して、抗原性を強めることがわかってきました。そして、そのようなことが、頻度は非常に低いですが、ウイルスベクターワクチン接種後に実際に起きているようです。

※10　Hirayama, T. et al, *BMJ Case Rep*, 13:e239218, 2020

その例が自己免疫性血小板減少性血栓症という重篤な病気です。血小板によって作られるＰＦ４という血液凝固因子に対する自己抗体ができて、それが血小板に結合して活性化し、血小板が血管壁に付着して血栓を起こします。この病気が見られる頻度は、ワクチン接種１００万回に対して10回程度と、きわめて低いのですが、重症化率が低いはずの若い世代でこのようなことが見られています。この１００万回に10回程度というリスクは、われわれが飛行機に乗って墜落事故に遭うリスクとあまり変わらず、実際にはあり得ないぐらい低い確率なのですが、ワクチン接種は健康人が受けるものです。しかも若い世代で見られ、重篤な結果をもたらすことから、注意すべき副反応です。

アメリカでは、ウイルスベクターワクチンとしてヤンセン（ジョンソン＆ジョンソン社）製ワクチンが使われていますが、その副反応として脳静脈洞血栓症がまれに起きています。[※11]それによると、２０２１年3月2日から4月21日までの期間にワクチン接種約７００万回の中で12例の脳静脈洞血栓症が観察され、全員60歳以下の白人女性でした。そのうち６名が肥満、１名が甲状腺機能低下症、１名が経口避妊薬を服用中でした。接種後、６～15日で血栓症の発症が観察され、３名が死亡しました。11例で血小板由来の血液凝固因子であるＰＦ４に対する自己抗体が検出され、血栓症が自己免疫性のものであることが示唆されました。すなわち、ヨーロッパでも、アメリカでも、ウイルスベクターワクチン接種後に

※11　*JAMA*, 325(24):2448, 2021

これらの自己免疫性血小板減少性血栓症が白人女性に観察されたのです。しかし、アジア系人種での大規模データはまだありません。ファイザー製、モデルナ製ワクチンではこのような自己免疫性の血栓症の発症は見られていません。

最近、ウイルスベクターワクチンがなぜ自己免疫性の血栓症を起こすのか、少しずつわかってきました。ワクチンで使われているアデノウイルスの表面にあるタンパク質とヒトの血液凝固因子であるＰＦ４が結合してＰＦ４の抗原性が増し、そのために一部の人ではＰＦ４に対する自己抗体が形成され、これが血小板を活性化させて自己免疫性の血小板減少性血栓症が誘導されるようです。

アメリカとイギリスの研究者が共同研究の結果、実際にアデノウイルスの表面タンパク質の一つがヒトのＰＦ４と安定な複合体を作ることを報告[※12]しています。そして、彼らはこの結果をもとに、血小板減少性血栓症が誘導される道筋を次のように説明しています。

まず、アデノウイルスワクチンが筋肉内に注射されると、ワクチンの一部が血管内に入ります。この際、アデノウイルスベクターの特定の表面タンパク質と血液を凝固させるＰＦ４というタンパク質（血液凝固因子といいます）が静電気的に結合して、安定な複合体を作ります。そして、複合体が免疫細胞の中に取り込まれ、免疫組織に運搬されます。ここまでの過程は正常人でも起きることです。

※12　Baker AT et al, *Sci Adv*, 7:eabl8213, 2021

実は、きわめてごく少数の方は、ＰＦ４に対する自己抗体を産生するＢ細胞を持っています。このような人は、このＢ細胞が前述の複合体によって刺激されるため、成熟してＰＦ４に対する自己抗体を作るようになります。ＰＦ４に対する自己抗体は、血中にあるＰＦ４と結合して抗原・抗体複合体を作り、この複合体が血小板に結合して血小板を活性化します。すると、この血小板はＰＦ４を細胞外に放出しながら粘着性となり、血管内で大きな凝集塊をつくり、血管壁を塞いで血栓を作るのです。

幸いなことに、潜在的にＰＦ４に対する自己抗体を作る能力を持つ人というのはきわめてまれです。そのためにこのメカニズムにより血栓症を起こす人もきわめて少数です。

しかし、きわめてまれであっても、ワクチン成分が自己成分と結合してそのために自己免疫反応が起きることが確かにあります。つまり、ワクチン接種はゼロリスクではなく、一定のリスクがあるということです。その一方で、ワクチン接種によってもたらされるメリットが非常に大きいことも事実です。結局、ワクチン接種をするかしないかは、このようなメリットとデメリットをよく考えたうえで決める、ということになるかと思います。

# 第7章

# ワクチン接種によって将来予期せぬ問題が発生することはないのか？

本章では次のような不安・疑問が解決します

Q．ｍＲＮＡワクチンは信頼できるものなのか？

Q．悪玉抗体の時限爆弾ＡＤＥは本当に起きていないのか？

Q．スパイクタンパク質がＤＮＡ修復を阻害するのは本当か？

Q．ワクチンがまったく効かない変異体が登場する危険は？

Q．子どもにワクチンを接種してもよいのか？

## 7-1　mRNAワクチンは信頼できるものなのか？

ｍＲＮＡワクチンに関して懸念を抱く人たちからよく聞くのが、「このワクチンは開発されて1年ぐらいの新しいもの。人への投与はまだ2年間ぐらいだ。何年か経ったらとんでもない副反応が出てくるかもしれない。だから怖くて接種を受けられない」というものです。

しかし、図7－1にあるごとく、ｍＲＮＡの操作技術の開発は、１９６１年にｍＲＮＡが発見されて以来、約50年にわたってずっと続けられてきています。１９９０年にはマウスにｍＲＮＡを投与して生体内でｍＲＮＡの産物、すなわちタンパク質を作ることに成功します。つまり体内に設計図を入れて、その産物を得ようとする試みです。１９９５年にはこのような技術を利用したがんワクチンの開発が始まり、その2年後にはがんワクチン作成を目的としたベンチャー会社ができています。さらに、２００１年にはｍＲＮＡ取り込みによって樹状細胞に腫瘍抗原を発現させ、その樹状細胞を投与することによりがん治療を行うという実験的試みがなされました。このようにｍＲＮＡ技術を使ったワクチンの開発の歴史は決して短くなく、当初は主にがん治療の目的で行われていたのです。

ただし、その間、ｍＲＮＡを投与すると自然免疫が活性化されて炎症が起きることがわかってきました。そこで、２００8年にカタリン・カリコ博士がＲＮＡの構成成分の一つ

| | |
|---|---|
| 1961年 | mRNAの発見 |
| 1975年 | mRNAのキャップ構造の発見（古市泰宏氏ら） |
| 1989年 | 脂質ナノ粒子技術の開発 |
| 1990年 | mRNAをマウスに投与してタンパク質を作ることに成功 |
| 1992年 | ラットの脳にバソプレシンmRNAを注射して疾患治療の試み |
| 1995年 | mRNA技術を利用したがんワクチンの開発 |
| 1997年 | mRNAがんワクチンの会社Merix Bioscienceが設立される |
| 1999年 | マウスにmRNAワクチン投与し、腫瘍縮小に成功 |
| 2001年 | mRNAワクチンでヒト樹状細胞に腫瘍抗原を発現させ、がん治療の試み |
| | 二本鎖RNAがTLR3を活性化してインターフェロン産生誘導する |
| 2004年 | 一本鎖RNAがTLR7/TLR8を介してインターフェロン産生誘導する |
| 2008年 | ウリジンの代わりにシュードウリジンを使うとmRNAの翻訳効率が著しく上昇することが判明（Karikó K et al, 2008） |
| 2011年 | 二本鎖RNA除去によりmRNAの翻訳効率が著しく上昇することが判明（Karikó K et al, 2011） |
| 2014年 | mRNAワクチンが次世代兵器になるはずという総説論文を発表（Sahin U, Karikó K et al, 2014） |
| 2020年 | 新型コロナmRNAワクチンの接種開始 |

**図7-1　mRNAワクチン開発の歴史**

であるウリジンをシュードウリジンに変えるという試みを行ったところ、自然免疫反応が軽減され、ｍＲＮＡの生体内翻訳効率が著しく改善されることが明らかになりました（現在、この業績がｍＲＮＡワクチン開発に必須であり、カリコ博士の仕事がノーベル賞級であるとして大きく注目されています）。

同じく２００８年には、ドイツのビオンテック社（ファイザー社とともにｍＲＮＡワクチンを共同で作ったベンチャー会社）が設立され、がんワクチンの開発がさらに進められ、現在では、悪性黒色腫の治療目的でｍＲＮＡワクチンの第二相臨床試験が行われています。また、アフリカの感染症、ジカ熱（ＲＮＡウイルスの一種であるジカウイルス感染によって起きる感染症で、妊婦が感染すると赤ちゃんが小頭症になることがある）に対しては、2017年にｍＲＮＡワクチンが開発され[※1]、現在、複数の会社によって世界各地で臨床試験が行われています。このように、がんの分野のみならず、感染症の分野でもｍＲＮＡワクチンが使われています。

これに対して、新型コロナワクチン自体は、確かに1年ぐらいの開発期間でできています。しかし、その基礎技術の開発は前述のごとく20年にもおよび、ｍＲＮＡワクチンとしても10年以上の開発の歴史があります。その間、投与されたｍＲＮＡや生体内で産生されるｍＲＮＡの産物（＝タンパク質）の生体内残存度などが動物実験で詳細に調べられ、どちらも一過性にしか体内に残らないことや生殖細胞に取り込まれるようなことはなく、次世代に影響を与えないことなどが確認されてきています。また、第6章にも書きましたが、妊娠に対する影響も見られないことがわかっています。

そのようなことを総合的に考えると、ｍＲＮＡワクチン接種によって将来予期せぬような問題が多くの人に発生することは、現時点ではきわめて考えにくいと思われます。

## 7-2　悪玉抗体の時限爆弾ＡＤＥ（抗体依存性感染増強）は大丈夫なのか？

ＡＤＥとはantibody-dependent enhancement of infection、すなわち抗体依存性感染増強

※1　Richner, J. M. et al, *Cell*, 168(6):1114, 2017

のことです。これは、ワクチン接種や自然感染によってできた抗体、それも感染を促進させる悪玉抗体が病態を悪化させる状態です。これまでにADEは特定のデング熱ワクチンで報告[※2]されています。しかし、コロナウイルスに関しては、試験管内でADEによく似た現象（培養細胞の感染が抗体の存在によって促進されたという現象）が見られたものの、SARSウイルスやMERSウイルスのヒトへの感染症例で臨床的[※3]にADEと確認されたものは今のところありません。また、今回の新型コロナ（SARS-CoV-2）ワクチンの臨床試験では、重症化が見られたのは抗体を作っているワクチン接種群よりも抗体を持たないプラセボ群で圧倒的に多く、さらに、実際の感染者を見ても重症化が見られたのはワクチン未接種者に多く、ワクチン接種者ではずっと少ないことが、世界の多くの国で観察されています。

さらに、オーストラリアの例を示します。次ページの図7－2は、2022年1月21日号の『The Guardian』紙に掲載されたデータです。調査期間は2021年6月から2022年1月1日までなので、主にデルタが流行していた時期です。横軸が接種者あるいは未接種者の年齢で、縦軸が重症化・死亡率で、黒色の棒がワクチン接種者、灰色の棒がワクチン未接種者を示します。

グラフを見ると、10～69歳の世代では、ワクチン未接種者の重症化・死亡率はワクチン接種者と比べて20～39倍多いことがわかります。一方、70歳以上ではワクチンの効果が少

※2　Sridhar S et al, *New Engl J Med*, 379(4):327, 2018
※3　Lee, W. S. et al, *Nat Microbiol*, 5:1185, 2020

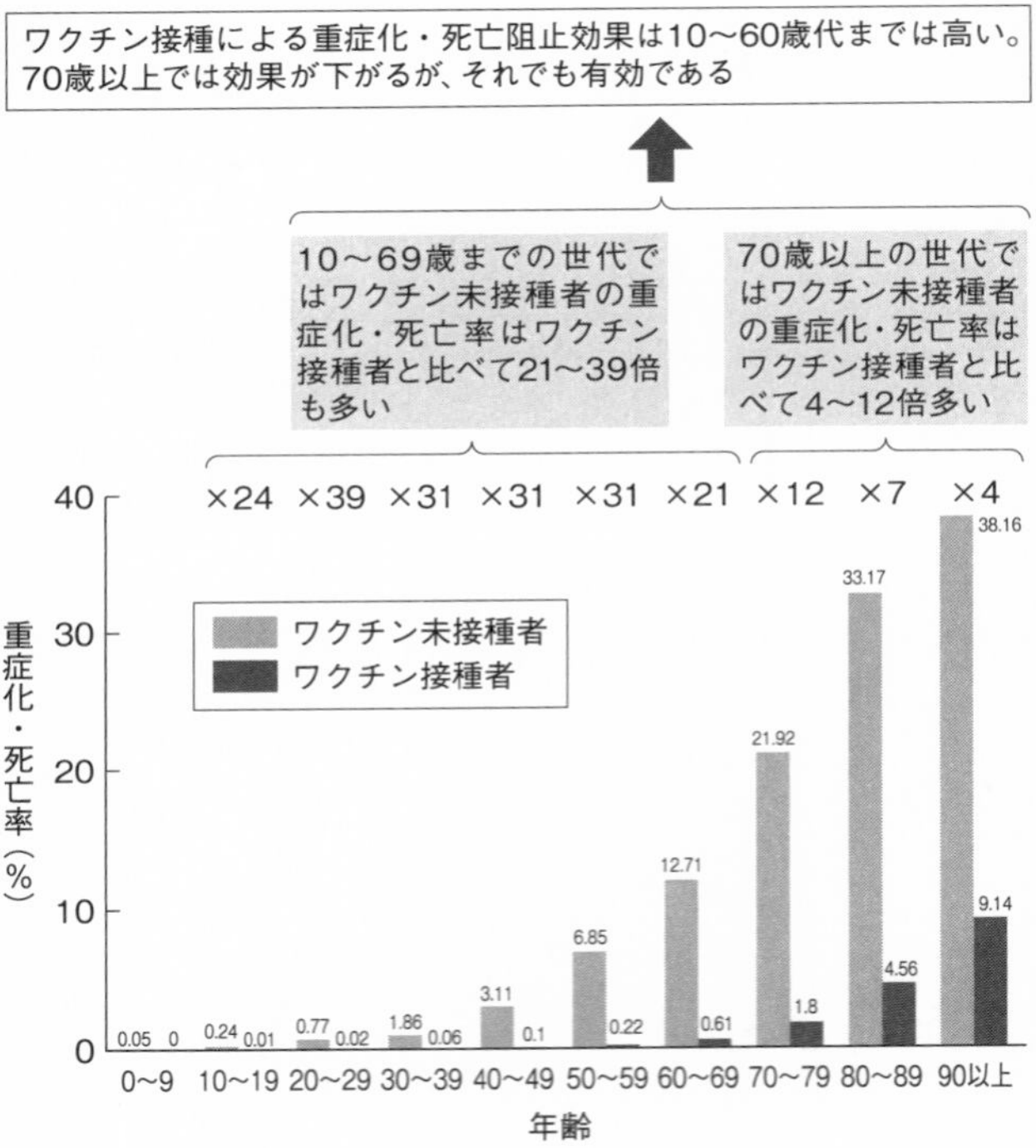


**図7-2　オーストラリアにおけるワクチン接種者、未接種者の年代別の重症化率・死亡率の一覧（2021年6月〜2022年1月のデータ）**（ガーディアン紙、2022年1月21日号から引用・修正）

人口100万人当たりの死亡者数の多いワースト10ヵ国（人口100万人以上）
（2022年2月7日時点）

| 国名 | 人口100万人当たりの死亡者数 | 人口100万人当たりの感染者数 | ワクチン必要回数接種完了率（%） |
|---|---|---|---|
| ペルー | 6,141 | 99,791 | 69.6 |
| ブルガリア | 4,919 | 145,005 | 29.0 |
| ボスニア・ヘルツェゴビナ | 4,517 | 109,083 | 25.8 |
| ハンガリー | 4,338 | 168,051 | 62.7 |
| 北マケドニア | 4,118 | 133,534 | 39.8 |
| ジョージア | 3,825 | 330,557 | 33.0 |
| チェコ | 3,487 | 301,150 | 63.6 |
| クロアチア | 3,478 | 242,024 | 54.7 |
| スロバキア | 3,287 | 204,444 | 48.7 |
| ルーマニア | 3,186 | 126,195 | 41.4 |

**図7-3　人口100万人当たりの死亡者数が多いワースト10ヵ国のワクチン接種状況**
（2022年2月7日時点のworldometerとOur World in Dataのデータをもとに集計）

し落ちて、ワクチン未接種者の重症化・死亡率はワクチン接種者と比べて4～12倍多い、というデータでした。

つまり、ワクチン接種による重症化・死亡率阻止効果は、60代までは高く、70歳以上では効果が少し下がるものの、それでもかなり有効といえます。このように、重症化率・死亡率は、ワクチン未接種者の場合、接種者に比べて大幅に高く、ワクチン接種によって重症化率は明らかに下がっています。反ワクチン派の方々が言っているのとは異なり、ワクチン接種で重症化率や死亡率は上がってはいません。

これは国どうしを比べても同様の傾向が見られます。図7－3は人口100万人当たりの死亡者数が多いワースト10ヵ国のワクチン

ワクチン必要回数接種完了率ベスト10ヵ国（人口100万人以上）
（2022年2月7日時点）

| 国名 | 人口100万人当たりの死亡者数 | 人口100万人当たりの感染者数 | ワクチン必要回数接種完了率(%) |
|---|---|---|---|
| アラブ首長国連邦 | 225 | 85,074 | 94.5 |
| ポルトガル | 1,992 | 287,311 | 89.4 |
| チリ | 2,063 | 122,396 | 88.9 |
| 中国 | 3 | 74 | 87.5 |
| キューバ | 746 | 93,107 | 86.9 |
| 韓国 | 134 | 20,354 | 85.2 |
| シンガポール | 147 | 67,156 | 84.2 |
| カンボジア | 176 | 7,132 | 82.4 |
| デンマーク | 666 | 328,608 | 81.2 |
| スペイン | 1,880 | 219,620 | 80.9 |

**図7-4　ワクチン必要回数接種完了率ベスト10ヵ国の感染状況**
（2022年2月7日時点のworldometerとOur World in Dataのデータをもとに集計）

接種状況です。

これを見ると、すべての国でワクチンの必要回数接種完了率（多くの国では2回接種、ヤンセンは1回接種で完了）が70％に満たない状況にあることがわかります。特に感染者数の多いヨーロッパではワクチン接種率が低い東欧諸国で死者数が多くなっています。ワースト2のブルガリアの100万人当たりの死者数は、中国の1640倍、韓国の約37倍という深刻な状況です。

図7－4は、ワクチン必要回数接種完了率ベスト10ヵ国の感染状況です。アラブ首長国連邦、中国、韓国、シンガポールなどワクチン接種率が高い国々は、死亡者数や感染者数が明らかに低い傾向があります。例外はポルトガルとスペインの南欧2ヵ国と南米のチリです。前者は、まだワクチンがなかった2020年冬から

2021年春にかけて多数の死者を出したことが影響しています。ワクチンの接種が進んでからは、ポルトガルとスペインでは明らかに死亡者数や重症者数は減っています。後者は、使用しているワクチンの種類に関係している可能性があります。チリはワクチン接種率は90％近くに達していますが、90％が中国のシノバック製不活化ワクチンです。シノバック製ワクチンの有効性は50％程度しかないといわれており、ファイザー製やモデルナ製のmRNAワクチンよりもかなり劣ります。感染者が増えて、社会にウイルスが蔓延してしまうと、シノバック製では抑えきれないのかもしれません。

以上のような例外はありますが、図7－3と図7－4からは明らかに、ワクチン接種は感染や重症化・死亡のリスクを下げることに貢献していることがわかります。

反ワクチン派が主張するように、ワクチン接種によって重症化が起きるのであれば、接種率の高い国ほど重症者や死者が増えていないとおかしいですが、現実はその逆となっています（ただし、アフリカでは接種率が低いにもかかわらず、重症者や死者数がきわめて少なくなっています。この理由については第9章のQ＆Aで説明します）。

すなわち、ADEがワクチン接種者における重症化につながっていることを示すエビデンスは現状ではなく、逆に、ワクチンの2回接種、追加接種で重症化は抑制されるのですから、現時点ではADEは問題となっていないと考えられます。

## 7-3　「悪玉抗体」については警戒を緩めるな

一方で、アメリカやイスラエルにおけるデルタやオミクロンの流行では、ワクチン接種を2回していても感染するブレイクスルー感染が確かに起きていて、抗体を持っている人にも感染が起きています。しかし、前述のごとく、ワクチン接種者よりも未接種者のほうが感染リスクがはるかに高く、重症者、死者の多くをワクチン未接種者が占めます。感染者の急増は、ＡＤＥのためではなく、これらの変異株の感染性が高いためにワクチン未接種者で感染者が増え、2回接種者でもブレイクスルー感染が起きているためです。一方、このような状況のもとでも、ワクチン接種を受けて抗体を作っている人たちでは、感染率も重症化率もワクチン未接種者に比べてはるかに低くなっているのが実情です。

しかし、ＡＤＥの可能性を完全に無視してよいわけではありません。むしろ、ＡＤＥのことは頭のどこかには置いておくべきであることを示すデータがあります。２０２１年5月に大阪大学・免疫学フロンティア研究センターの荒瀬尚教授のグループが、ＡＤＥを引き起こす可能性のある悪玉抗体について詳細に解析し[※4]、新型コロナウイルス重症者の一部に感染を促進する悪玉抗体が存在することを明らかにしたのです。

興味深いのは、この抗体が、スパイクタンパク質のN-terminal domain（ＮＴＤ：N末端領

※4　Liu Y et al, *Cell*, 184(13):3452, 2021

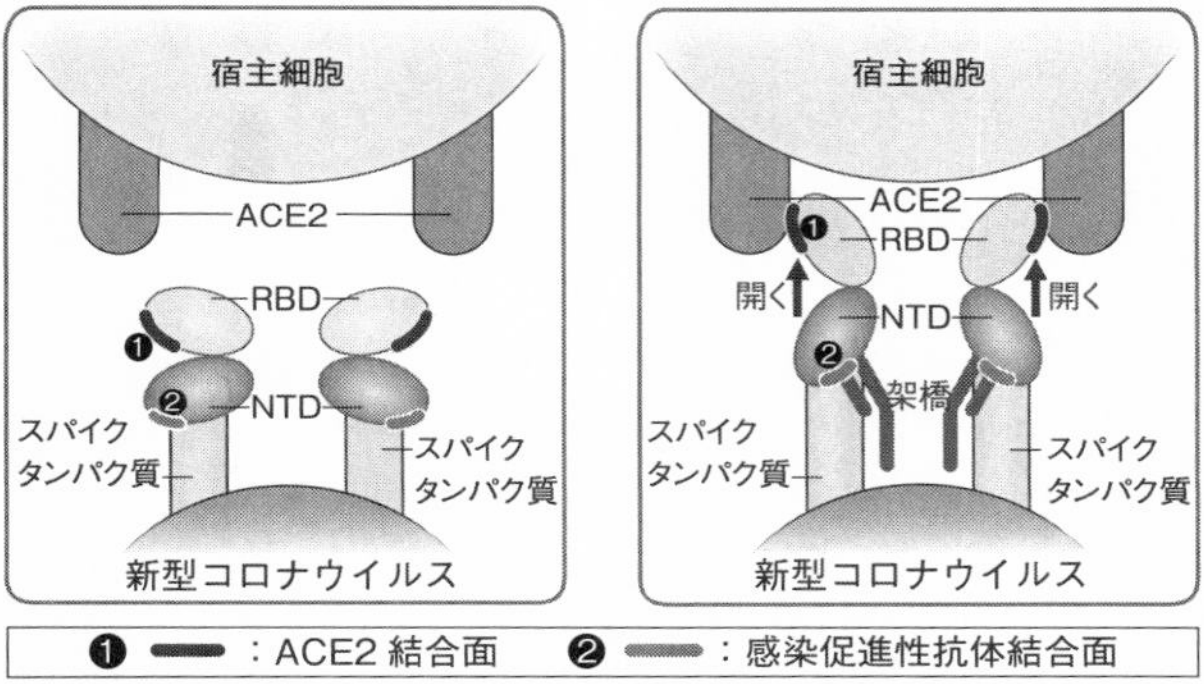


COVID-19 重症者の血清中にはウイルス感染を促進する抗体が存在
感染成立：スパイクタンパク質上の RBD がその立体構造を変えてヒト細胞上のアンギオテンシン変換酵素 2（ACE2）に結合すると、ウイルスが細胞内に侵入して、感染が成立する。
感染促進：重症者の血清中にはスパイクタンパク質の NTD と呼ばれる部分に結合する抗体が存在する。この抗体が結合すると、スパイクタンパク質の立体構造が変化して、ACE2 に結合しやすくなる。このような抗体のことを感染促進性抗体（悪玉抗体）と呼ぶ。

**図7-5　新型コロナ感染における感染成立と抗体結合による感染促進**
（図は、大阪大学IFReC荒瀬グループの発表資料を元に作成）

域）という特定の部位に結合して、スパイクタンパク質の立体構造を変化させることです（図7－5）。具体的には、抗体がNTD領域の特定部分に結合すると、スパイクタンパク質が細胞膜から立ち上がったような形に変化して、ヒトの細胞に結合しやすくなるのです。このためにウイルスが細胞内に入りやすくなり、ウイルスの感染性が高まります。つまり、抗体というのは、感染を中和したり、阻害したりするようなものばかりではなく、かえって感染を促進させるような抗体ができる可能性があるのです。

この点、どうも抗体は1種類だと思っておられる方が多いようですが、そうではありません。抗体はB細胞（Bリンパ球）が作りますが、B細胞の数は非常に多く、そのなかには、新型コロナに対応するB細胞、インフルエンザウイルスに対応するB細胞、ポリオウイルスに対応するB細胞などがあります。

そして、新型コロナに反応するB細胞のなかだけを見ても、スパイクタンパク質に反応するものや、別のタンパク質に反応するものなどがあります。さらに細かく、スパイクタンパク質に反応するB細胞を見ると、そのなかにはRBD領域やNTD領域の特定の構造（抗原エピトープ）に反応するものがあります。

このように、B細胞は非常に多様で、特定の抗原エピトープに対応する抗体を作ります。つまり、1個のB細胞は1種類の抗体しか作らないものの、新型コロナウイルスに感染すると、多種類のB細胞が刺激されるので、できてくる抗体は当然多種類のものとなります。なかでも、スパイクタンパク質のRBD領域やNTD領域にはさまざまな構造（抗原エピトープ）があるので、それに対応する抗体が多種類できてきます。

そのような多種多様な抗体の機能を見ると、新型コロナ感染症では、中和抗体があり、さらには荒瀬教授のグループが見つけた感染促進性抗体などが存在します。

現在のところ、どのような人が中和抗体あるいは感染促進性抗体を作りやすいのかがわかっていません。もしかすると、中和抗体よりも感染促進性抗体を作りやすい人がいるのかもしれません。そうであれば、そのような人は重症化しやすいということになります。あるいは悪玉抗体を作らせやすい変異株があるのかもしれません。現時点では、どのような条件がそろうと、このような悪玉抗体が作られるのかは、何もわかっていません。

ただし、少し安心するのは、荒瀬教授らの研究によると、善玉抗体（＝中和抗体）と悪玉抗体（＝感染促進性抗体）が共存すると、善玉のほうが悪玉よりも強い力を発揮するために、ヒトの生体内ではADEは容易には起きないとのことです。同時に、一つ念頭に置いておかないといけないことは、現在のワクチンではこの感染促進性抗体が結合する部位（＝NTD領域の特定の部位）も抗原として含まれていて、一部の人ではワクチン接種後にこの部位を結合する抗体ができてくることです。ここはちょっと心配な部分です。もしかすると、次世代ワクチンでは、この部位をワクチンの標的から外せば、今までよりもよい結果が得られるのかもしれません。

## 7-4　ADEは変異株では起きないのか？

その後、荒瀬教授らはさらに新しいデータを発表しています。2021年9月8日に発表した査読前論文では、デルタ変異株に対してワクチンは依然として有効であるものの、人工的に特定の変異を4つ加えたデルタ4+を作ると、ワクチン接種者から得られた抗体の効き目が大幅に弱まるとのことです。現時点では、デルタ4+と同一の変異株は世界で検出されていませんが、うち3つの変異があるデルタはトルコで見つかっています。荒瀬教授とはその後メールでやりとりしていますが、彼が心配しているのは、中和抗体が結合するエピトープ（抗原決定基）をほとんど持たずに、もっぱら感染促進性抗体が結合するエピトープを持つ変異株が出現するような事態です。もし、このような変異株が現れると、ワクチン接種によって生まれた悪玉抗体を中和抗体で抑えられなくなるので、ADEが起きる可能性が高まります。

このようなことを防ぐには、一つには、先に述べたように、感染促進性抗体が認識する部位（エピトープ）をあらかじめ除いたものをワクチンの抗原とすることです。すると感染促進性抗体ができにくくなります。それと、もう一つの方法は、変異株のスパイクタンパク質を抗原としたワクチン（＝たとえばデルタやオミクロンに特化したワクチン）を使うことです。

実際、すでにファイザー社やモデルナ社は、デルタやオミクロンに対応した改良ワクチンの開発に着手しています。荒瀬教授らの研究でも、デルタに対して作られた抗体は、従来株、デルタ、デルタ4+のいずれの感染性も抑えることを確認しているので、このような変異株向けのワクチンは期待が持てます。ただし、一つの問題は、一般に変異株は一定期間しか流行せず、すぐに消えてしまう可能性があることです。このために、企業側としては、そう簡単には特定の株のみを標的とするワクチンを市場に出そうとはしません。

一方で、既存のワクチンは複数の変異株に対して免疫反応を起こします。前にも述べましたが、新しい変異株でたとえB細胞エピトープ（B細胞が認識するエピトープ）がいくつか消えても、これまでの株と共通のエピトープがいくつも存在して、特にT細胞エピトープはおおむね変異せずに維持されています。したがって、今使われているワクチンでも、接種をすると、変異株を認識できる複数種類のT細胞が活性化されることになります。それゆえ、ワクチン接種後、初期感染を抑制する中和抗体、特に変異株に対する中和抗体のできが悪かったとしても、T細胞が働いて重症化は強く抑えられるということになります。

ただし、前述のごとく、とんでもない変異株（＝中和抗体が結合するエピトープが消えて、感染促進性抗体が結合するエピトープは保存されているような変異株）が出現してくる可能性は否定できません。そのような変異株は感染者の多い社会で生まれやすいので、ADEを起こすような変異株の発生を防ぐためには、感染者を増やさないことが一番です。感染者を増やして「集団免疫」を作ろうなどと考えてはいけません。

## 7-5　スパイクタンパク質がＤＮＡ修復を阻害するという説は本当か？

前述のＡＤＥとはまったく別にｍＲＮＡワクチンが危険だという説[※5]があります。それは、「ｍＲＮＡワクチンが作るスパイクタンパク質は生体内でＤＮＡ修復を阻害する。だから危険だ」というものです。

この説は、もともとは、中国の研究者が「試験管内で培養細胞にスパイクタンパク質を加えると、スパイクタンパク質が核内に入り込んでＤＮＡ修復機構を阻害する」と報告[※6]をしたことに基づいています。ＤＮＡ（＝われわれの遺伝子）はさまざまな原因でキズが入るために、細胞にはそれを修復するＤＮＡ修復機構というものがあります。ＤＮＡ修復機構がうまく働かないと、ＤＮＡ（＝遺伝子）にキズが残ったままとなり、細胞ががん化しやすくなります。また、Ｂ細胞やＴ細胞には、細胞膜上で抗原を認識する受容体（抗原受容体）がありますが、抗原受容体遺伝子はいくつかの断片に分かれていて、これらがＤＮＡ修復系の酵素を用いて遺伝子組み換えを行い、その結果、機能的な抗体遺伝子やＴ細胞受容体遺伝子ができ上がります。

つまり、Ｔ細胞、Ｂ細胞がその機能を発揮するためには、ＤＮＡ修復機構を介した遺伝子組み換えが必須であり、実際、ＤＮＡ修復酵素が欠損する人は重症の免疫不全症を発症

※5　https://note.com/hiroshi_arakawa/n/ndb171b1607cb
※6　Jiang, H. & Mei, Y-F, *Viruses*, 13(10):2056, 2021

します。このようなことから、生体機能の維持にとっては、DNA修復系はとても大事であり、一方でそれを損なうような物質は生体にとって危険物質ということになります。

では、中国の研究者が報告した「スパイクタンパク質が細胞のDNA修復機構を阻害する」という話に戻りましょう。怖そうな話ではあるのですが、当該論文をよく読んでみると、大きな問題があることがわかります。それは、スパイクタンパク質の影響を調べるために、細胞にウイルス感染をさせる代わりに、発現ベクターを使ってスパイクタンパク質遺伝子を細胞内に導入して大量に発現させているのです。

この発現ベクターによる遺伝子導入という方法は、一般的によく用いられる方法で、特定の遺伝子を大量に細胞に発現させるために用いられるのですが、一つの難点は導入遺伝子の発現量を制御できず、したがって、できてくる遺伝子産物（＝タンパク質）の量も制御できません。ところが、この論文ではこの方法のみを用いて、スパイクタンパク質発現の影響を調べています。そして、この方法を用いて新型コロナのスパイクタンパク質を培養細胞（ヒト胎児腎細胞）に大量に発現させると、スパイクタンパク質が核内に移行して、DNA修復が阻害されていたのです。

しかし、この方法だと、通常の感染で得られる量をはるかに超える量のスパイクタンパク質を細胞内で発現させている可能性があります。つまり、得られた知見がどの程度、生体内の事象を反映しているかがわからないのです。確かに培養細胞でこのような形でスパイクタンパク質を大量に発現させるとDNA修復が阻害されるのでしょうが、はたしてこの現象が生体内で起きていることを反映しているかわからないのです。

さらに、「スパイクタンパク質がDNA修復や組み換えを阻害して免疫細胞の機能低下を誘導する」と断定するためには、新型コロナ患者の免疫細胞を採取してそのようなことが起きていることを示す必要がありますが、それは行われていません。また、新型コロナ感染者のT細胞やB細胞の抗原受容体遺伝子に遺伝子組み換えの異常が起きていることもこれまでは報告されていません。

そもそも、新型コロナウイルスがはたして免疫細胞にどのぐらい感染するかもよくわかっていません。少し前に新型コロナウイルスがヘルパーT細胞に感染するという論文が中国から発表されましたが、その後、実験結果に再現性がないとのことで撤回されています。一部の免疫細胞ではウイルスゲノムが見つかることがあるのですが、これが感染によって取り込まれたのか、感染防御のために免疫細胞による二次的な取り込みによるものかはわかりません。

以上のことから、ワクチン接種によって作られたスパイクタンパク質が、ワクチン接種者において免疫不全を起こしているという科学的証拠はこれまで得られておらず、試験管内で得られた知見が生体内では再現されていない状況です。

したがって、「mRNAワクチンが作るスパイクタンパク質は生体内でDNA修復を阻害する、だから新型コロナワクチンは危険だ」という説は現時点ではまったくエビデンスがありません。ただし、このような現象がもしかすると新型コロナ感染の重症化に関わっている可能性はあるかもしれません。したがって、この問題は、別の観点からもう少し注意深く眺めていく必要があるでしょう。

## 7-6 子どもにワクチン接種してもよいのか?

最近、オミクロンの流行に伴い、家庭内感染が増えています。これを食い止めるために、アメリカ、イギリスなどでは5~11歳児にもワクチン接種を始めていて、日本でも2022年3月から同年齢者(希望者)への接種が始まりました。

しかし、アメリカやイギリスは日本とは状況が大きく異なります。両国では、大人のみならず子どもたちの感染も著しく増えていて、5~11歳児までもがワクチン接種を受けないと、社会の中の感染の悪循環が止まらないという状態ですが、日本はそこまではありません。私は、ワクチンの供給量も考えると、当面は、まずは12歳以上の人たちが最低2回の接種を受けることのほうが、優先度が高いと考えます。

もう一つ考えなければいけないのが、ワクチン接種で副反応が出る可能性です。特に第6章で述べたように、若い男性にはワクチン接種後にきわめてまれですが、心筋炎が見られることがわかっています。ほとんどの症例では入院して抗炎症剤の投与を受け、98％がその後無事に退院していますが[※7]、少し心配な話です。

問題はこのようなことが、現在接種が推奨されている5〜11歳児でどのぐらい起こるのかです。2022年1月5日、『TIME』誌がアメリカCDC（疾病対策予防センター）の発表をうけて「これまで800万人を超える5〜11歳児がワクチン接種を受け、心筋炎の発症は11例であった」と報道[※8]しています。ということは、当面は、5〜11歳児での心筋炎の発症は12歳以上の若年男性ほどではなさそうです。一方で、5〜11歳児は感染してもほとんど重症化しないことを考えると、たとえ心筋炎の発症頻度が10万人に1人程度であり、いずれも軽症であったとしても、感染がある程度制御されてきた日本で子どもたちにワクチン接種の必要が本当にあるかどうかは考えどころです。

これに直接関連したことが最近、報告されています。両親に対するワクチン接種で家庭内感染をどのぐらい抑制できるかという研究結果[※9]です（図7-6）。それによると、両親のワクチン接種には直接的効果と間接的効果の両方があります。まず、直接的効果は、両親自身の感染リスクが94・4％減り、さらに両親が感染しても家庭内でそれを広げるリスク

※7　Oster, M. E. et al, *JAMA*, 327(4):331, 2022
※8　https://time.com/6133317/covid-vaccine-kids-safe/0
※9　Hayek S et al, *Science*, 10.1126/science.abm3087, 2022

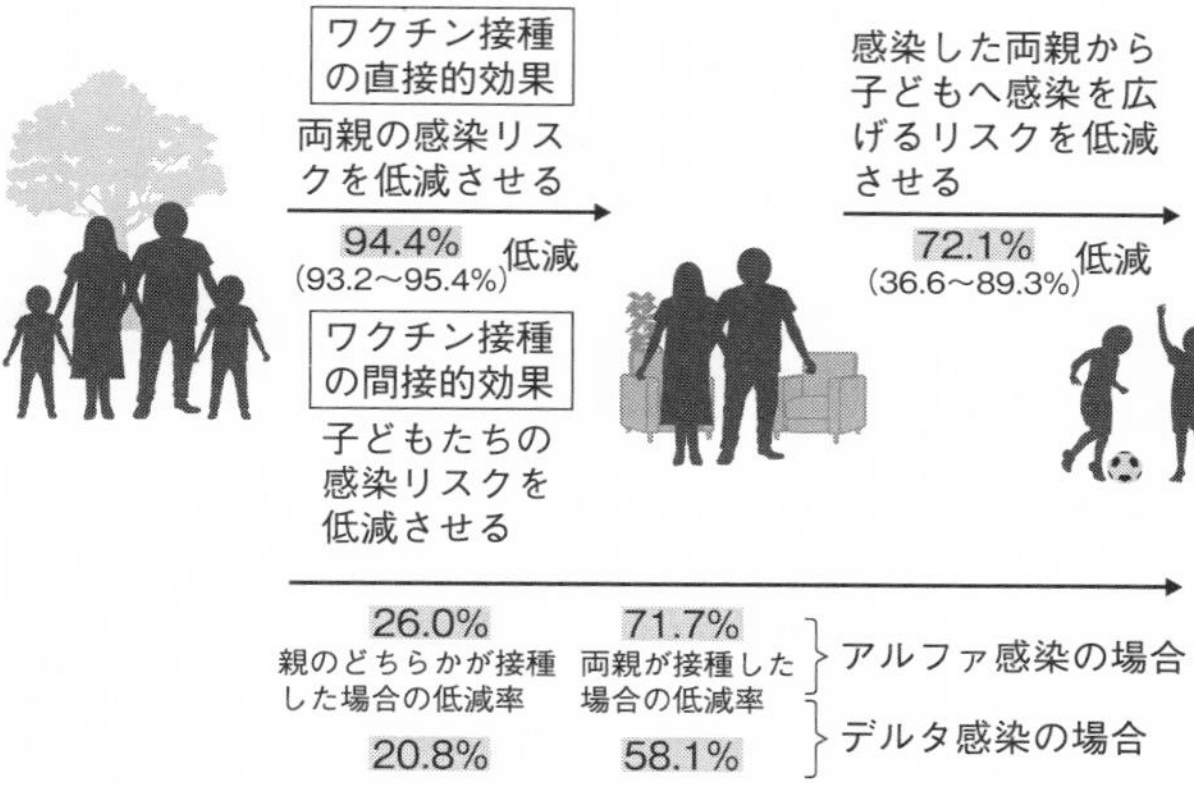


**図7-6　新型コロナの家庭内感染リスクは、両親のワクチン接種により有意に低下する**
（Hayek, S et al., *Science*, Jan 27, 2022; eabm3087から引用・修正）

が72・1%減ります。間接的効果は、子どもたちの感染リスクが減ることです。親のどちらかが接種した場合のリスク低減率はアルファ感染で26・0%、デルタ感染で20・8%でしたが、両親ともに接種した場合にはアルファ感染で71・7%、デルタ感染で58・1%、感染リスクが減りました。

すなわち、両親がワクチン接種をすると、子どもたちへの感染リスクが6〜7割減ることになります。おそらくオミクロンではもう少しリスク低減率が下がるでしょうが、それでも家庭内感染のリスクを一定程度は下げることができるはずです。小さな子どもたちにワクチン接種をする前に、まず両親がワクチン接種をすることが大事であると私は思います。

もう一つ大事なことは、現時点で子どもたちの間にどの程度、新型コロナの感染が広がっているかです。これは子どもたちへのワクチン接種の是非を考えるうえで非常に大事なことなのですが、日本にはまだ十分なデータがありません。このデータなしには、5～11歳の子どもたちへのワクチン接種がどのぐらい必要なのかを判断するのは困難です。

さらに、もう一つ大事なことは、ワクチン接種の効果です。5～11歳児に対しては、ファイザー製ワクチンの場合、通常の3分の1量を2回接種することになっていますが、アメリカの臨床試験[※10]の結果では、オミクロンが流行する前の段階では感染予防に関するワクチン有効率が約90%でした。ところが、オミクロンが流行してからは有効率が大きく下がっているようで、2月末に投稿された査読前論文では、20%を切ると報告[※11]されています。つまり、一度できた免疫が急に下がってくるということで、これはおそらく接種量を3分の1に減らしているためだと思われます。そうなると、今後は接種量を調整する必要があるとともに、大人と同様に追加接種が必要になるということになります。いずれにせよ5～11歳児へのワクチン接種には、もう少し情報が必要だと思われます。

※10　Walter E. B. et al., *New Engl J Med*, 386(1):35, 2022.
※11　Dorabawila V et al, *medRxiv*,; https://doi.org/10.1101/2022.02.25.22271454

# 第8章

# フェイクニュースの「からくり」を見抜く

本章では次のような不安・疑問が解決します

Q. 著名な科学者や医師を信頼しても大丈夫か？

Q. 不適切な引用や印象操作に騙されないためには？

Q. 科学者にありがちな「思い込み」とは？

Q. 科学論文誌の評価はどうしたらわかる？

Q. 科学者の専門分野や評価を調べるにはどうしたらいい？

新型コロナワクチンについては、開発期間がきわめて短期間であったこと、日本で承認されたファイザー製とモデルナ製ワクチンのいずれもが、ｍＲＮＡワクチンという従来になかったタイプのワクチンであったこと、インフルエンザワクチンなどの既存ワクチンに比べて副反応の発生頻度が高かったことなどが相まって、接種に消極的な人が少なくありません。私自身、副反応に関する大規模な臨床データの報告を見るまでは慎重な姿勢をとってきましたから、ワクチン接種に消極的になるのも、ある程度理解できます。重篤な副反応の発生頻度はきわめてまれとはいえ、ワクチンの接種には一定のリスクが伴いますから、接種を控えるという判断も尊重します。

しかしながら、ワクチンを打たないと決めた方が判断の拠所としている情報源の多くは、かなり怪しげなデータに依拠しているようです。科学的なエビデンスに基づいた情報を正しく理解されて接種を控えるのであればよいのですが、フェイクニュースまがいの情報を信用して自らの健康をリスクにさらすべきではありません。

そこで、この章では、フェイクニュースや誤解に基づく反ワクチン派の言説を検証して、情報の真贋を見抜くための情報リテラシーについて考えてみます。

## 8-1　著名な科学者や医師であっても信頼できるとは限らない

新型コロナは、世界的な関心事であるためか、科学者や専門家のみならず、さまざまな立場の方がいろいろな情報発信をしています。パンデミックは医療や科学のみならず、経済や政治、国民生活に多大な影響を与えるので、幅広い立場の意見を募り、議論を深めることは歓迎すべきですが、なかには耳を疑うような主張をしている人も少なくありません。その代表といえるのが、第6章にも登場した「ファイザー社元副社長のマイケル・イードン博士」です。

これは、ある嫌ワクチン本が紹介したイードン博士の「発言」です。

「政府やメディアは、あなたを騙している。PCR検査は水でもコーラでも《陽性》と出る。感染症の歴史で第2波、第3波などは存在しない。コロナワクチンを打つと2年以内、遅くとも3年で死ぬことになる」

イードン博士が本当にこのような発言をされたかどうかは定かではありませんが、PCR検査は水やコーラで陽性になることはありません。過去のパンデミックの歴史を調べればすぐにわかりますが、流行には波があります。史上最悪のパンデミックとなった「スペイン風邪」では第2波や第3波の感染が起きています。「コロナワクチンを打つと2年以内に死亡する」という主張は論評にすら値しません。まっとうな科学者であれば、こうした怪しげな予言は絶対にしません。新型コロナワクチンの臨床試験の初期の被験者ではもうすぐ接種後2年となりますが、現状では重大な健康上の問題はまったくといっていいほど報告されていません。いずれにしても、1〜2年後にはこの予言が事実であるかどうかはっきりするはずです。

また、この本では、イードン博士がファイザー社副社長で同社の医療・科学部門の最高責任者を務めており、新型コロナワクチン開発実験の指揮を執ったことも「間違いない」としていますが、これは明らかな事実誤認です。前述したとおり、イードン博士は、1995年〜2011年、ファイザー社のアレルギー・喘息などの呼吸器疾患治療の研究開発部門の主任研究員を務め、2005年〜2011年同部門のVice President(VP、日本の製薬会社であれば部長クラスの役職)を兼任していました。ご存じのとおり、新型コロナウイルスのパンデミックが発生したのは2020年初冬で、mRNAワクチン開発が始まったのはその直後からであり、パンデミックの9年前に同社を退職しているイードン博士がこれに関与することは不可能です。こんなことは調べればすぐにわかることです。

このように編集者や校正者によるチェックを受けた書籍であっても、その情報が必ずしも正しいとは限りません。たとえファイザー社の主任研究者やノーベル賞受賞者の発言であっても、それがすべて信用できるわけではありません。

いちいち間違いを指摘したら切りがありませんが、反ワクチン本の多くは、科学的な間違いやフェイクのまさにオンパレードです。DNAワクチンとRNAワクチンの説明を取り違えたり、ワクチンの有効率を誤って計算するのはまだよいほうで、「mRNAワクチンはすべて未承認ワクチンで人体実験中。目的はまさに人口削減以外に考えられない」「人を殺すために作られた兵器、それが新型コロナワクチン。あなたのからだが《工場》にされる。この注射には、ウイルス感染症から守る成分は、何一つとして入っていない。単純に、人を殺すために作られた《生物兵器》である」などの陰謀論的な記述が随所に登場します。

こうしたトンデモ本が「笑い話」ですまされるのならよいのですが、驚くほどの売れ行きを見せており、その内容を少なからず信用している人が少なくありません。日本人の科学リテラシーの低さと言ってしまえば、それまでですが、科学を追究してきた身として残念な思いがします。

## 8-2 不適切な引用や印象操作に騙されない

「ワクチン接種者が2年以内に死亡する」「新型コロナワクチンは人口削減の目的のため作られた」といった荒唐無稽なトンデモ言説を見抜くのは難しくありませんが、実際に広がっているフェイクニュースはもっと巧妙でもっともらしいものです。

具体例を紹介しましょう。

「動物全滅！　だから実験中止」
イードン博士が欧州医薬品庁（EMA）に提出した嘆願書にはこう書かれている。「動物実験が失敗した（死亡した）主な原因はADE（抗体依存性感染増強）による。これはワクチン接種にとって深刻だ。たとえばアカゲザルは重篤な急性肺障害に陥った。しかしワクチンしなかったサルには見られなかった。マウスの肺には好酸球の浸潤を伴う病変を起こした」

これを読むと新型コロナワクチン開発の動物実験ではADEが発生したかのような印象を受けます。しかし、イードン氏が提出した嘆願書には、次のように書かれています。

「ADEがコロナウイルス一般、特にSARS関連ウイルスで共通に存在する問題であることが多数報告されている。ＡＤＥはコロナウイルスワクチンでは重大な問題であり、これが、ワクチン開発がうまくいかなかった主な理由である。たとえばＳＡＲＳウイルスのスパイクタンパク質で免疫されたアカゲザルがＳＡＲＳウイルス接種を受けたときには急性肺障害が見られ、一方、ワクチン接種をしなかったサルではこのようなことは観察されなかった」

つまりこれはＳＡＲＳウイルス（SARS-CoV-1）のワクチンでの話であり、新型コロナウイルス（SARS-CoV-2）の話ではありません。しかも、起きていたのは肺への好酸球浸潤であり、何らかの細胞性免疫の異常によるものです。一方、ＡＤＥは感染促進性抗体による感染の促進であり、肺炎を悪化させますが、好酸球浸潤などは起こしません。ということで、これは、開発途中だったSARS-CoV-1ワクチンの問題であり、新型コロナ（SARS-CoV-2）ワクチンの話ではなく、さらにＡＤＥの話でもありません。あたかもＡＤＥが起きていると誤解するような効果を狙った不適切な引用です。ＡＤＥのリスクについては今後も十分注意を払うべきですが、事実をねじ曲げるようなことをしてはいけません。

また、新型コロナワクチンの臨床試験で使われた実験動物がワクチンの毒性によって異常死を遂げたという事実も確認されていません。ファイザー社やモデルナ社はワクチンの開発にあたり、新型コロナワクチンを実験動物に投与してその毒性を調べていますが、有害事象による死亡例はみられませんでした。また、実験動物の各臓器の変化を調べましたが、ワクチン[※1、2]による明らかな毒性は認められませんでした。SNSでは、「ワクチン接種された実験用のネズミやネコがすべて死亡した」などの情報が飛び交っていますが、これを裏付ける事実は確認されていません。

さらに、次のようなフェイクニュースもあります。

「無症状者の感染例はゼロ！」……この論文が2020年11月20日、科学誌『ニューロ・コミュニケーションズ』に掲載されました。……そして、新型コロナウイルスに感染していて、発症しない人（無症候性感染者）が他者に感染させた事例は「皆無」であったと結論づけています。

そもそも雑誌名が間違っています。正しくは『Nature Communications』。また、当該論文を実際に読んでみると、発症しない人（無症候性感染者）が他者に感染させた事例は「皆無」などと決めつけてはおらず、無症候性感染者は他者には感染性を持たなかった可能性が高いと推論しているだけでした。しかし、その後のいくつもの解析から、この推論自体が誤りであり、新型コロナウイルスは無症候性感染者でも感染を広げることが明らかにな

※1　https://www.pmda.go.jp/drugs/2021/P20210212001/index.html
※2　https://www.pmda.go.jp/drugs/2021/P20210519003/index.html

っています。

「感染拡大第3波でワクチン接種した人の60〜70%が死亡するか、入院する」

英国委員会が衝撃予測を行っている。英国コロナ対策委員会の下部組織「SPI-M-O」がワクチン接種の影響を調査した。その結果、「第3波の発生は避けられない」という。そして恐ろしいことに、死亡と入院の増加は「ワクチン2回接種した人」に集中して起こる、という。つまり「ワクチンを打った人ほど死亡し、入院する」と英当局が公然と認めたのだ。

これは、イギリス政府に対して感染症に関しての建議、提言、答申などをする機関である「SPI-M-O（The Scientific Pandemic Influenza Group on Modelling, Operational sub-group）」が2021年3月31日に発表した調査書[※3]のことを指しています。しかし、実際にその調査書を読んでみると、全然そのような意味では書かれてはおらず、明らかに前後の文脈をまったく無視して引用されています。

SPI-M-Oは、この調査書のなかで、イギリスで起こりうるさまざまなシナリオについてその蓋然性を一つ一つ吟味しています。その中で言っているのは、「イギリスではワクチ

※3　https://www.gov.uk/government/publications/spi-m-o-summary-of-further-modelling-of-easing-restrictions-roadmap-step-2-31-march-2021

ンは高齢者優先で行われたので、高齢者はほぼ全員がワクチン2回接種を完了している。しかし高齢者は免疫学的に弱いことから、第3波がくるとワクチン接種済みの高齢者が感染して亡くなる可能性がある。すると、最悪の場合には、死者の60〜70%がワクチン2回接種済みの高齢者となる可能性もあるので、注意をしたほうがよい。ただしその可能性は非常に低い」ということです。

つまり、第3波でワクチン接種者の60〜70%が亡くなると言っているのではなくて、正しくは「高齢者に感染が及んだ場合にはそのほとんどがワクチン接種完了者であるので、全死者の60〜70%がワクチン接種者となる可能性もある。しかし、これはほぼあり得ないシナリオだ」と言っているのです。ワクチン接種者の多くが死ぬと言っているのではまったくありません。明らかに、イギリスの公的組織がワクチンの危険性を認めたと思わせようとする悪い意図がうかがえます。

「ワクチン接種者は、未接種者の8倍もコロナ変異株に感染しやすい」（テルアビブ大学）。同大学研究チームによれば、2回接種者と未接種者が、変異株に感染する確率は、5・4%対0・7%で、接種者が8倍も高いという衝撃的な結果だった。これは、ワクチンこそ感染を爆発させる……という真実を証明している。

これは、『Nature Medicine』に載った論文[※4]にある記載の一部の引用です。この論文ではイスラエルでワクチン2回接種の7～14日後にのみ一時的にベータ感染の頻度が高かったことを報告していますが、この解析を行った時点での新型コロナ感染におけるベータの割合は全体のわずか1・6％しかありませんでした。

その後、同国ではベータはたいして流行せずにファイザー製ワクチン接種の過程で完全に収まり、その後増えたデルタ感染もファイザー製ワクチン接種によって収まりました。この論文の中でも「調べたベータ感染者の数が少ないので、この結果の解釈には気を付ける必要がある」としています。

結局、イスラエルではワクチン接種によってベータ、デルタの流行が収まったことから、この知見は「一時のあだ花」的なもので、実を結ぶことはなく、その後、現実に起きた結果はこの知見にあまり意味がなかったことを示しています。つまり、「ワクチンこそが感染を爆発させる」のではなく、逆に、「ワクチンこそが感染を収束させた」という結果になっているのです。ところが、前述の記述では、論文の中から自分に都合のよい部分だけを引用していて、その後出てきた自分に都合の悪い知見にはいっさい触れず知らん顔をしています。

※4 *Nat Med*, 27(8):1379, 2021

以上の例からわかるとおり、反ワクチン本には、都合のよいデータを都合よくパッチワークしたり、研究や論文の趣旨をねじ曲げて伝える記述が随所にあります。

## 8-3　SNSの断片情報には要注意

こうした反ワクチン派の言い分に誘導する巧妙な記述を見破るのは簡単ではありません。私が行ったように原典となる文献に当たってみれば、フェイクニュースであることを見抜くことができますが、専門家でない方が科学論文を探し出し、その意図を正確に読み取ることは大変です。

さらにいえば事態をより複雑にしているのが、フェイクニュースを拡散させるSNSの存在です。フェイクニュースをさらに切り取った断片情報が独り歩きして、短時間で拡散しています。断片にすぎない情報には情報源を特定するための手がかりすらないので、情報の受け手が真贋を見抜くことは不可能です。

典型的なのが、ワクチン接種によって生まれる「スパイクタンパク質」が生殖異常を引き起こし、生理が止まったり、不妊になるという風説です。発端となったのが、またもやイードン博士です。彼が2020年末に欧州医薬品庁（EMA）に嘆願書を提出しましたが、その中に、ワクチン接種によって体内に形成される新型コロナウイルスのスパイクタンパク質に対する抗体が原因で、不妊症になる危険があるとの主張[※5]が含まれていました。その部分を訳すと次のようになります。

シンシチン—1はヒト内因性レトロウイルス由来であり、哺乳類や人の胎盤形成に重要な役割を果たし、そのために妊娠の成立に必須であるが、シンシチン—1とSARSウイルスのスパイクタンパク質には相同性がある部分が存在する。スパイクタンパク質に対する抗体がシンシチン—1に対する抗体として働くかは不明であるが、もし実際にそうであれば妊娠女性の胎盤形成を妨げることとなり、ワクチン接種を受けた女性は不妊になるはずである。

「元ファイザー副社長」による、一見するともっともらしい説明であるため、このフェイクニュースはツイッターやフェイスブックなどのSNSを通じて、瞬く間に世界に拡散していきました。日本経済新聞の調べでは、日本国内で、ワクチンが不妊につながるというツイッターへの投稿が7ヵ月間で約11万件に及びました。その半数の5万件超がわずか29アカウントの投稿が発端だったということです。

しかし、第6章でも説明したとおり、イードン博士の主張は科学的にまったく誤ってお

※5 https://html.pdfhit.com/01/2021/05/13/1oe2njygnmo7/1oe2njygnmo7.html

り、それを否定する科学的エビデンスも多数あがっています。しかし一度拡散した情報を正すことは難しく、多くの方がこの風説をいまだに信じています。

これによく似たものとして、新型コロナワクチンを接種すると、卵巣炎のリスクが高くなり、流産につながるという風説もあります。

反ワクチン派が根拠として挙げているのが、ファイザー社がワクチンの承認を受けるために行った動物実験の結果です。この実験では、生体内で発光するタンパク質のmRNAを封入した脂質ナノ粒子をラットに投与して、体内にどのように分布したかを調べています。実験結果は48時間後に肝臓に34・3μg／g、卵巣に12・3μg／g（脂質換算）が分布していました。これはワクチン投与量に対して、肝臓で16・2％、副腎で0・16％、卵巣で0・095％（いずれも48時間後）でした。反ワクチン派は、「厚生労働省はごく微量のmRNAが一時的に分布したにすぎないと主張しているが、これらは明らかなデマで、卵巣には無視できない量のワクチン成分が蓄積しており、卵巣炎を引き起こす危険性がある」と主張しています。

もしこれが事実であり、ファイザー社の動物実験で卵巣にワクチン成分が蓄積していたとすれば、由々しきことです。しかし、動物実験の結果を精査すると、この主張は間違っていることがわかります。

正しくは次のようです。この動物実験ではワクチンの各組織への分布を調べるため、ラット1匹（通常、体重200g）に発光タンパク質酵素ルシフェラーゼをコードするRNAを封入した脂質ナノ粒子50マイクログラムを筋肉注射しています。これは1kg当たり250マイクログラム、つまり60kgの体重の人であれば1万5000マイクログラム投与した計算となります。通常、ファイザー製のワクチンであれば30マイクログラムの脂質ナノ粒子の投与なので、この量は通常投与量の500倍ということになります。

これはRNAの局在を、発光タンパク質を使って可視化するために、やむを得ず大量に投与したためです。つまり、正常状態であれば、ワクチン成分はこの500分の1しか存在しなかったということになります。動物実験で48時間後に肝臓に16・2%、卵巣で0・095%の蓄積があったという実験結果は、実際のmRNAワクチン接種であれば、肝臓では0・032%で、卵巣にいたっては0・00019%しか存在しなかったと推定できます。しかも、肝臓での発現は、脂質ナノ粒子投与後6時間からみられたものの、投与後48時間までに消失しています。

肝臓への分布は局所投与したルシフェラーゼRNAを入れた脂質ナノ粒子（LNP）の一部が循環血液中に到達し、肝臓で取り込まれたことを示すものと考えられます。ただし、肝臓の主要な機能が、体内の化学物質の分解であることを知っていれば、これは決して不思議なことではありません。また、卵巣に一時的に存在したｍＲＮＡワクチンの成分は０・０００１９％の微量にすぎないのですから、これが原因で卵巣炎や不妊症が発生するとはおよそ考えられません。

その後もどんどん前述の風説が誤りであることがわかってきています。第６章でも説明したように、アメリカの約５００の病院で約87万人の妊婦について調べたところ、ワクチン接種済みの妊婦はワクチン未接種の妊婦に比べて、約15倍新型コロナ感染での死亡が少なく、さらに、約22倍早産が少なかったことがわかりました。[※6]また、アメリカで妊娠直前あるいは妊娠20週以前にｍＲＮＡワクチン接種を受けた約２５００人[※7]を調べたところ、自然流産率はワクチン未接種者との間での有意差はありませんでした。つまり、ワクチン接種では早産も流産も増えていないのです。

残念ながらこうしたフェイクニュースを正す努力はなかなか報われません。ワクチンの本格的接種からはや1年が経とうとしていますが、いまだにこうした怪しげな情報を信じて、副作用や流産リスクを恐れ、ワクチン接種を控える妊婦は少なくありません。

ＳＮＳによる流言飛語だけでなく、マスコミにも頻繁に登場する大学の先生や医師が、ワクチン接種による卵巣炎や流産のリスクを強調する情報発信を行っており、こうした風説にお墨付きを与えています。ワクチンはノーリスクではありませんから、流産や卵巣炎

※6　*JAMA Network Open*, 4(8):e2120456, 2021
※7　https://doi.org/10.21203/rs.3.rs-798175/v1

のリスクについても今後も注意深く検証していく必要はあります。しかし、実際に明らかになった追跡調査にはほとんど触れることなく、科学的なエビデンスを出さないままで想像だけでリスクを強調するのはいかがなものかと思います。

体内に胎児という「異物」を抱えている妊婦は、普通の人よりも免疫応答の力が弱いため、新型コロナウイルスに感染した場合に重症化するリスクが高いといわれています。2022年1月18日、国立成育医療研究センターと国立国際医療研究センターの研究チームが、新型コロナウイルス感染症で入院した患者を分析した結果、妊婦のほうが中等症や重症になる割合が高いという調査報告を発表しました。国立国際医療研究センターが全国の医療機関から集めている感染者データをもとに、2020年1月〜2021年4月に入院した15〜44歳の女性患者約4000人を分析。妊娠以外の背景をそろえて妊婦187人と非妊婦935人を比較したところ、中等症から重症となった妊婦は18人で9・6%、非妊婦の4・9%（46人）の約2倍に及んでいました。前述のアメリカのデータと一致します。妊婦は重症化しやすいのです。

こうしたデータを正面から見れば、ワクチン接種による流産や不妊症のリスクよりも、新型コロナに感染して、重症化して流産したり、胎児に障害を与えたりするリスクのほうがはるかに大きいことが明らかです。

## 8-4　科学論文のすべてが信用できるわけではない

これまで意図的なフェイクニュースや情報操作の例を紹介してきましたが、科学論文でも問題がある場合があります。科学論文といっても実は玉石混淆なのです。

前著『新型コロナワクチン 本当の「真実」』にも書きましたが、大事な話なので、もう一度説明しておきます。通常、科学論文誌には査読制度があります。専門誌に投稿された論文をおたがいが査読者（レフェリー）となって審査をするという仕組みです。ピアレビュー（同僚による評価）と呼ばれるものです。

査読者にはその分野に関する深い知識と経験が求められます。一流誌の場合、3～5人の専門家が査読者となります。査読者は、①論文でなされている主張に論理性があるか、②データに関して方法論的な問題や統計的な問題はないか、特にデータの再現性が担保されているか、③データの解釈が公平であるかどうか、④自分のデータの足りない部分、欠点を理解して、それを自ら吟味、討論できているか（すなわち客観的に自分のデータを眺めているか）、などなど、いくつもの点について厳しく審査をします。

このような関門をくぐり抜けた論文だけが採択され、専門誌に掲載されるのです。格の高い専門誌であるほど査読が厳しくなります。『Nature』『Science』『Lancet』『The New

England Journal of Medicine』などの著名誌だと採択率は5～10％ほど、投稿されたものの1割以下しか採択されないのです。しかし、こうしたトップジャーナルであっても、厳密な査読システムをかいくぐって、捏造論文や眉唾モノの論文が掲載されることがあるのです。怪しげな論文でも平気で掲載する低レベルの論文誌は推して知るべしです。査読制度がないインチキ雑誌（俗にいうハゲタカジャーナル）に載った論文は一考にも値しません。

具体的に紹介しましょう。日本のネットジャーナルが、「COVID-19 RNAベースのワクチンとプリオン病のリスク」というタイトルで、『Microbiology & Infectious Diseases』という雑誌に投稿された論文[※8]を取り上げ、「新型コロナワクチンはプリオン病を引き起こし、脳を退化させる危険がある」と報じました。

この論文の著者は、アメリカの免疫学者で、ワクチン接種反対派として知られるJ・バートト・クラッセン博士です。

実際に論文を読んでみましたが、どのようにして解析をしたのか、その具体的な方法やデータがまったく示されておらず、単にｍＲＮＡワクチン中の一部の配列がプリオンタンパク質の凝集を誘導する可能性があると述べているだけのお粗末なものでした。

一般に、科学論文誌のクオリティは、過去2年間に雑誌に掲載された論文の被引用状況を元に算出されるインパクトファクター（ＩＦ）という指標で評価されるのが一般的です。

※8　Classen, J. B, *Microbiol Infect Dis*, 5(1):1, 2021.

医学論文誌のトップジャーナルである『The New England Journal of Medicine』は91・2（2021年、以下同様）、『Lancet』は79・3、免疫学のトップジャーナル『Immunity』が31・7といった具合です。『Microbiology & Infectious Diseases』という雑誌のＩＦは0・29ときわめて低い、いわゆる「低質雑誌」です。また、クラッセン氏は1999年にインフルエンザワクチンがI型糖尿病を引き起こすと主張しましたが、その後、その事実がないことが明らかになっています。

一方、ＩＦが高い雑誌に掲載された論文であっても油断できません。2021年に『Circulation Research』（同年のＩＦは17・4）という科学誌に、SARS-CoV-2由来のリコンビナント（組み換え）スパイクタンパク質をヒト由来の動脈内皮細胞に添加すると、細胞内でミトコンドリアの変性が誘導されるという論文[※9]が掲載されました。反ワクチン本では、この研究を根拠に、新型コロナワクチン接種によって血液中に血栓（血の塊）ができて、血管を閉塞することで障害を引き起こす「血栓症」が起きると主張しています。

ワクチン注射を打つとまず、猛毒「スパイク」が体内で増殖します。わかりやすく言えば、コロナの猛毒の「トゲ」が大量にできて、血流に乗り全身をめぐる。そのとき「トゲ」が血管の内皮細胞に刺さる。そこが炎症を起こす。すると腫れて血栓となる。この血

※9　Lei, Y. et al., *Circ Res*, 128:1323, 2021

流不全は万病を引き起こします。

しかし、原論文を読んでみると、かなり印象が違ってきます。確かに論文には、SARS-CoV-2由来のリコンビナントスパイクタンパク質をヒト由来の動脈内皮細胞に添加すると、細胞内でミトコンドリアの変性が誘導されるとの記述があります。しかし、論文には、炎症が起こるとは書いていません。

さらに、この実験で、内皮細胞での変化を誘導するために用いられたスパイクタンパク質の濃度は4μg／mℓという高いものでした。これは、ワクチン接種後に生体内で検出されるスパイクタンパク質の濃度100pg／mℓ以下の1万倍以上に達します[※10]。つまり、この論文で用いられたスパイクタンパク質の濃度は生理的にあり得ないような高いものであり、ワクチン接種後の生体環境を再現する実験としては不適切なものです。反ワクチン派は「スパイクタンパク質が生体内で毒素として働く」という説をしきりに唱えていますが、専門家を納得させるだけの科学的なエビデンスを提供できていません。国際通信社ロイターがこの風説を独自に検証し、誤りであることを発表している[※11]ので、興味のある方はご覧ください。

「新型コロナワクチンに含まれるRNAは『逆転写』によって人間の遺伝子に組み込まれ

※10　Ogata, A. F. et al., *Clin Infect Dis*, doi: 10.1093/cid/ciab465
※11　https://www.reuters.com/article/factcheck-vaccine-safe-idUSL2N2NX1J6

る」と言われるのもよく耳にする風説です。確かに、レトロウイルスという特殊なウイルスは、RNAをDNAに変換する逆転写酵素を使って、RNA→DNA→RNA→タンパク質という流れを起こすことがわかっています。ただし、これはきわめて例外的な事例で、新型コロナのmRNAワクチン接種ではこのような事例は確認されていません。

これも『新型コロナワクチン 本当の「真実」』でも紹介した話ですが、この風説はアメリカの研究グループが発表した、新型コロナウイルスのRNAがヒト細胞のDNAに組み込まれることがあるという論文[※12]に端を発しています。この研究ではLINE―1というヒトのゲノム中にもともと存在するウイルス様配列をさらに大量発現するようにした人工培養細胞を用いています。それは、LINE―1が作り出すタンパク質の一つに逆転写酵素（RNAをDNAに変換する酵素）活性があるからです。

実験結果からは、細胞感染後は新型コロナウイルスの一部がヒトゲノムに入っていることが強く示唆されました。しかし、この現象は、LINE―1という逆転写酵素を作りうる配列を人工的に大量に発現させたときにだけ見られています。正常細胞での知見ではありません。個体レベルのデータもありません。

著者らは、新型コロナ感染により細胞レベルでのLINE―1発現が増えるので新型コロナウイルスがヒトゲノムに入る可能性は否定できないと言うのですが、それを実証する

※12　*PNAS*, 118 (21) :e2105968118, 2021

データはありません。以上のことから、これはある特定の実験条件下のみで見られる知見であり、あまり心配しなくてもよいと私は考えています。

また、まずあり得ないことですが、仮にワクチン接種で投与されたmRNAがDNAに逆転写されたとしても、それはスパイクタンパク質をコードする遺伝子が一部の細胞のDNAに入り込むだけでヒト遺伝子の組み換えが起きるわけではありません。完全なウイルスがヒトゲノムに入ったのでもなく、感染性のあるウイルスが作られているわけでもないのです。また逆転写が起きることを恐れるなら、ワクチン接種よりもむしろウイルス感染を恐れるべきです。ウイルスに感染すると、ウイルス由来の遺伝子がすべて細胞に取り込まれるからです。

このように試験管レベルのきわめて特殊な環境で行われた実験結果は、フェイクではありませんが、生体内の環境とはおよそかけ離れた状況であることが多いので、注意が必要です。

## 8-5 専門家の真贋はどうすれば見抜けるのか?

ワクチンに否定的な科学者や自称専門家は少なくありませんが、その意見がどれだけ信用できるかどうかは、科学コミュニティでどれだけ評価されているかを調べてみるとよいでしょう。ワクチンの危険性を訴える科学論文であっても、正しい実験手法と統計処理を経て得た科学的エビデンスのある内容であれば、しかるべき論文誌に掲載されているはずです。また、日本免疫学会や日本感染症学会は新型コロナウイルスに関する学術シンポジウムやセッションの場を頻繁に設けているので、専門家どうしで議論する場もあります。ワクチン接種は人の生死に関わる重要な問題ですから、科学者として主張すべきことがあるのなら、まず科学コミュニティに論文を投稿したり、学会に参加したりして、公的な場で意見を発表すべきです。こうしたプロセスを経ずに、科学的なエビデンスのまったくない、想像上の仮説をテレビ、SNS、YouTubeなどで発表している科学者や医師には注意が必要です。

ネットで検索すれば、その専門家が過去にどのような論文を書いているか簡単に調べることができます。免疫や感染症とは何の関連もない研究をしてきた方は、免疫やウイルスの基本的な知識が不足しており、しばしば誤った説明をしがちです。過去の業績を調べれば、一般の方でも科学者の真贋は見抜けるはずです。

## 8-6　相容れない考えにも耳を傾ける

パンデミック発生から3年目を迎えて、新型コロナウイルスの研究は飛躍的に進みました。その過程で従来は常識と思われてきたことが誤りだったということもありました。象徴的なのはマスクの感染予防効果です。これまで、公衆衛生学者たちは特殊な医療用マスク以外はほとんど感染予防効果がないと主張してきました。マスクの網目はウイルスの100倍以上も大きく、これでは空気中に漂うウイルスを防ぐことはできないからです。2020年以前の世界保健機関（WHO）発行の感染予防マニュアルには「マスクによる上気道感染の予防効果にははっきりとしたエビデンスがない」と書かれています。私自身、過去の著作では、マスク着用には感染予防効果がないと記述していました。

ところが新型コロナウイルスのパンデミックが起きると、マスクを着用することで明らかに感染リスクが下がることがわかってきました。マスクはウイルス自体の飛散は完全には防げないのですが、新型コロナウイルスは飛沫に乗って出てくるので、感染者が他人に向かってウイルスを放出するのを防ぐにはかなり有効だったのです。実際、これを裏付けるような疫学データも続々とあがっており、今ではマスクの感染予防効果を疑う人はほとんどいなくなりました。このように専門家であっても常識にとらわれて誤った判断をすることがあります。

感染動向についても同様です。日本でも感染症疫学の専門家が統計データを駆使して、感染者数の動向をシミュレーションしてきましたが、その予測はことごとく外れてきました。新規感染者の動向は、変異株の特性、感染予防策の徹底度、ワクチンの接種率、ワクチン接種からの経過時間、人口の年齢構成、生活習慣、交差免疫などの自然免疫特性などが複雑に絡み合い、刻一刻とそれぞれのパラメーターが変動するので、科学者といえども正確に予測することは困難です。私自身も日本での第6波は今ほど大きなものになるとは考えておらず、第6波は第5波に比べて小ぶりになるはずと新聞取材で発言しましたが、答えは「はずれ」でした。

同様に、ワクチンについてもすべてが正確に予測できるわけではありません。データでは確認されていない予期せぬ副反応やリスクはないのか、あらゆる可能性に目を向けて、常に慎重であるべきだと考えます。その意味でワクチン接種に消極的な方や慎重な意見にも真摯に耳を傾けるべきです。

ただし、ワクチンの効果を否定するのであれば、しかるべき科学的なエビデンスを示す必要があります。私はいわゆる「嫌ワクチン本」「反ワクチン本」といわれる著作や記事にもできるだけ目を通すようにしていますが、残念ですが、説得力を持つ根拠を提示できているものはほとんどないように思います。その多くは科学的に誤った理解に基づく恣意的な解釈、思い込み、感情的な批判に終始していました。

繰り返し説明しているとおり、ワクチンは完全にゼロリスクではないので、ワクチン接種を控えたいという判断は尊重しますし、同調圧力で強制すべきではないと思います。ただし、ワクチン接種を控えたいという判断を下すにあたっては、共感する反ワクチン派の意見ばかりでなく、ワクチン接種を推奨する方々の意見にも耳を傾けて、客観的なデータを虚心坦懐にご覧いただけないでしょうか。

本書でも何度か書きましたが、もしワクチン接種を控えるという判断をされたのなら、感染予防に努めることを強く推奨します。私のフェイスブックをご覧になっている臨床医の方が、以下のようなコメントを残されています。

「後遺症専門外来を担当していると、誰に何と言われようとも、自分や自分の大切な人たちには罹患してほしくないな、と患者さんを診るたびに想いを新たにします。感染したときには無症状でも、深くえぐられたような後遺症が残る患者さんがおられます。全国民皆感染なんて……。阿鼻叫喚ですよ」

ともかく、感染しないに越したことはありません。

# 第9章

## Q&A 新型コロナの疑問に答えます

本章では次のような不安・疑問が解決します

Q. 国産不活化ワクチンのほうが安全では？

Q. 新型コロナ経口治療薬は本当に有効なのか？

Q. 安価で副作用の少ないイベルメクチンが認可されないのはなぜか？

Q. 変異株に対応した改良型ワクチンがいっこうに登場しないのはなぜか？ 他

## Q コロナはただの風邪、インフルエンザのほうがはるかに怖いのでは？

**A**：2021年9月22日、アストラゼネカ製ワクチンの生みの親であるオックスフォード大学のサラ・ギルバート教授が「今後は新型コロナウイルスは弱毒化して最終的には風邪の原因の一つになる」との見通し[※1]を示しました。一般的にウイルスは、免疫を持っている集団に広がると、時間とともに毒性が弱まる傾向にあるというのがその根拠です。この発言に勇気づけられて、「コロナはとっくに普通の風邪。マスコミがそれを認めないだけ」と主張する方も多いようです。

しかし、第1章でも説明したとおり、ウイルスが弱毒化するのには、通常、何十年もかかります。とても1年や2年で起きることではありません。また、ウイルスは自壊などしていません。世の中で感染はどんどん広がっています。現時点では「コロナはすでに普通の風邪」という意見に納得される医師の方々は少ないはずで、それは、実際に起きているオミクロンによる第6波を見ればわかります。若い人たちではほぼすべて軽症ですんでいますが、中高年での重症者が増え始めてきています。明らかにどの年齢層を見るかによって答えが大きく違うのです。

確かに、若い人では症状だけを見ると、普通の風邪程度といえないこともありません。

※1　https://news.yahoo.co.jp/articles/5cb18f0533152113238l4108f777b3299565ff41

しかし、他人にうつします。そして、もし高齢者にうつしたとすると、その方（うつされた高齢者）がたとえワクチン2回接種が終わっていても、ブレイクスルー感染を起こしたり、さらには重症化したり、亡くなることもあります（ワクチン2回接種により重症化率はかなり下がっていますが、それでも亡くなるのは若い人より高齢者のほうがずっと多いのです）。一方、若い人どうしの感染ではブレイクスルー感染が起きても重症化することはほとんどありません。死亡する確率も高齢者よりかなり低くなっています。つまり、新型コロナの場合、若者と高齢者では、感染後に起きる事柄や帰結が大きく違うのです。

そのようなことを無視して「新型コロナはすでに普通の風邪になっている」というような大雑把な発言は、実際のデータや現場の状況をまったく無視したものであると私は思います。本当のところは「自分でなってみたらわかりますよ」ということなのですが、こういうことを言うと、逆に嚙みつく人がいたり、炎上させたりする人がいるので、あえて次の文章を足します。

「自分でなってみたらわかりますが……。ただし、本当になってもらっては（高齢者の方々は重症化されるリスクが高いので）実際は困ります。高齢者にとっては、コロナは決して単なる風邪ではありませんので」

## Q 副反応は、モデルナ製ワクチンのほうがファイザー製ワクチンより強いのか？

**A：**多くの人は、モデルナ製ワクチンのほうがファイザー製ワクチンよりも副反応が強いと考えているようです。原因として考えられるのが含まれているmRNAの量の違いです。1、2回目の接種で用いられたワクチンでは、モデルナ製のほうがファイザー製の約3倍多くなっています。

ワクチンで使われているmRNAは、「異物」として働かないように化学的修飾が加えられているのですが、それでもまだある程度の「異物性」が残っているので、投与量が増えると副反応が強くなる可能性があります。さらに、mRNAは分解されにくくするために脂質ナノ粒子に封入した形となっていて、mRNAが油の膜で包まれています。この膜もある程度の「異物性」があります。このために、モデルナ製ワクチンのほうがファイザー製ワクチンより「異物性」が高い可能性があり、投与したときに自然免疫が働くこととなり、結果として副反応が強くなるのかもしれません。

しかし、2021年9月に発表された厚労省のデータを見ると、ちょっと気になることがあります。それは、日本では接種を受けている人たちの年齢層が二つのワクチンの間で異なっていることです。図9－1に示したのがそのデータです（出典は同年9月16日の東京新

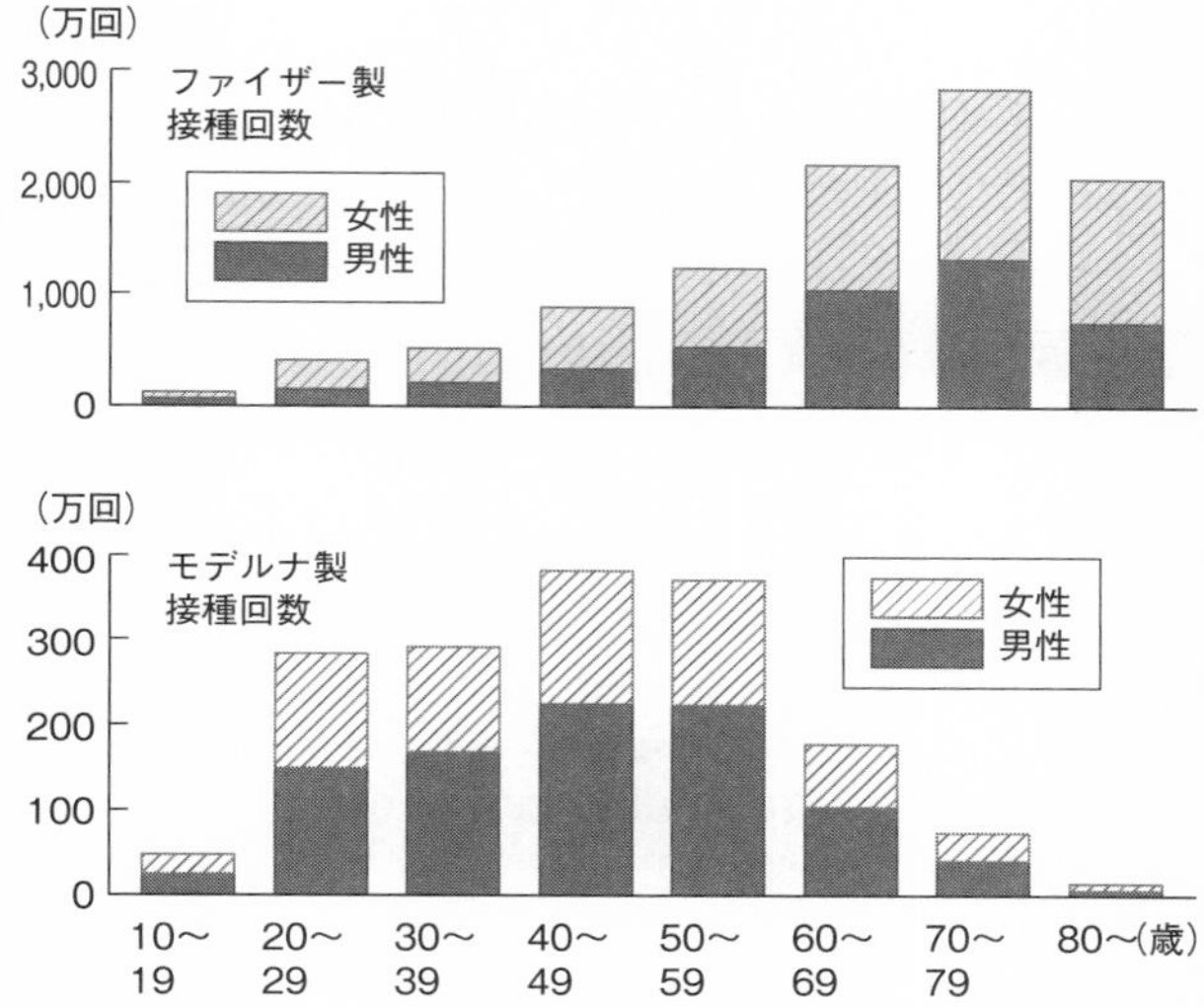


**図9-1　日本におけるファイザー製ワクチンとモデルナ製ワクチンの年齢別接種回数（厚労省データ）**（2021年９月16日東京新聞）

聞）。一目で明らかなように、ファイザー製は高齢者層への接種が多く、一方、モデルナ製は若い層への接種が多くなっています。

一般に、高齢者は副反応が出にくく、若い人たちでは副反応が強く出るという傾向があります。この点、モデルナ製は副反応が出やすい若い世代に多く接種されていて、一方、ファイザー製は副反応が出にくい高齢者に多く接種されています。となると、接種している年代層が大きく違い、年代層によって副反応の出方が違うのですから、単純にモデルナ製のほうがファイザー製より副反応が強いと

| | ファイザー製ワクチン | モデルナ製ワクチン |
|---|---|---|
| 接種部位の局所症状 | | |
| 痛み | 66.5% | 78.3% |
| 腫れ | 10.3% | 26,2% |
| 痒み | 6.3% | 16.2% |
| 全身症状 | | |
| 疲労感 | 47.8% | 60.0% |
| 頭痛 | 40.4% | 53.2% |
| 筋肉痛 | 36.8% | 51.4% |
| 発熱 | 21.5% | 37.6% |
| 関節痛 | 19.9% | 31.5% |

**図9-2　ファイザー製とモデルナ製ワクチンの副反応の比較**
２回接種後のそれぞれの副反応の頻度（%）
（https://jamanetwork.com/journals/jama/fullarticle/2778441?）

は結論できなくなります。つまり、日本でよく言われている「モデルナ製はファイザー製よりも副反応が強い」という説は気を付けてみる必要があり、実際のエビデンスが必要です。

そこで、そのエビデンスを探してみました。すると、これらのワクチンが起こす副反応の種類や頻度を直接に報告した論文が見つかりました。２０２１年4月に『JAMA』（アメリカ医師会雑誌）に掲載された論文です。ここに掲載されたデータの抜粋を示します（図9－2）。局所症状、全身症状のどれを見ても、モデルナ製のほうがファイザー製よりはっきりと頻度が高くなっています。つまり、確かにモデルナ製ワクチンのほうがファイザー製ワクチンよりも副反応が出る頻度が高いことがわかります。

ただし、日本でも海外でも、3回目の接種の場合にはモデルナ製ワクチンはこれまで使われてきた量の半分を使っています（おそらく副反応が強めだったので、使う量を減らしたのだと思います）。また、これまでの臨床試験の結果から、モデルナ製ワクチンは4分の1量の投与でも十分な免疫効果を誘導できることがわかっているので、3回目の接種でモデルナ製ワクチンの投与量をこれまでの半分にするというのは、理屈にかなったことであり、当然、副反応の程度は、従来と同量接種する場合に比べて軽くなるはずです。

## Q mRNAワクチンはとにかく不安、国産不活化ワクチンのほうが安全では？

**A**：多くの方々が「国産ワクチンなら安全だから、待ち遠しい」とおっしゃるのですが、私にはちょっと納得がいかない部分があります。それは、国産ワクチンだから安全性や機能性が高いという保証が必ずしもないからです。もちろん、国産ワクチンの場合、安定した供給体制が期待できます。しかし、ワクチンに一番大事な免疫を付与する能力と安全性についてはどうでしょうか？

この点、気を付けなければいけないのは、国産の牛肉や豚肉にはおかしなものが入っていないので安全だというような話と、ワクチンの安全性の話は必ずしも一緒ではないということです。ワクチンの安全性は、製造会社の開発能力だけでなく、臨床試験がどのぐらいしっかりやれるのか、ということによっても大きく影響を受けます。

この点、すでに使われているファイザー製やモデルナ製のワクチンは、大規模な臨床試験を経て安全性が確認されています。たとえばファイザー製ワクチンは、全世界で16歳以上の被験者4万3448人が参加した臨床試験を行っています。ちなみに実際にワクチンを接種したのは半数で、残りの半数が偽薬（プラセボ。この場合は生理食塩水）を用いています。効果があるのかどうかわからない段階で、新しいワクチンの評価試験に4万人以上の参加者を集めるのは容易ではありません。

しかし厳密なことを言えば、4万人以上の被験者を集めても必ずしも十分な数とはいいきれません。というのもワクチンの重篤な副反応というのは、100万人に数人のレベルで起きるからです。一般的に言って、生命に関わるような重篤な副反応が人口100万人当たり、もし20人ぐらい出たら大騒ぎになります。でもこの数は、ワクチン接種者が10万人規模の臨床試験なら2人ぐらい、4万人規模の臨床試験なら0・8人、1万人なら0・2人です。たとえ4万人規模の臨床試験を実施しても、見落としが生じる危険があります。まして数千人規模の小規模な臨床試験では、とても副反応リスクは十分に見えてきません。このように臨床試験の規模はワクチンの安全性を担保するうえできわめて重要になってきます。

ところが、欧米に比べると、日本は新型コロナ陽性者が少ないので、日本だけではとても大規模なワクチンの臨床試験ができません。そこで一部は外国においても試験を行うのですが、資金と時間の問題などがあり、本来期待するような大規模な臨床試験はとてもできないのです。

さらに、同様のことがワクチンの効果判定でも言えます。もし感染者の頻度が1000人に数人程度の社会だと、そこでは少なくとも数万人の臨床試験をやらないと、実験群とプラセボ群の間に有効性の差が見えてこないでしょう。

それから、プラセボ群の設定をどのようにするのかという問題があります。ファイザー製やモデルナ製のmRNAワクチンのように、感染予防の有効率が9割ぐらいのワクチン（ただし、有効率は武漢株に対するもの）が存在すると、感染防御のためにはそのワクチン接種を受けるのがもっとも良く、一方、プラセボ群では生理食塩水の注射しか受けないのですから、プラセボ群の人たちは感染リスクを負ったまま社会の中で過ごすということになります（二重盲検試験では、自分がワクチン接種群かプラセボ群かは知らされないので、打たれたものがワクチンか生理食塩水なのかはご本人にはわからないからです）。そうなると、日本のようにワクチン接種が進んでいる先進国だとなかなか臨床試験に参加する人の数は多くなく、最終段階の第三相臨床試験を行うのは容易ではないのです。

確かに日本の科学のレベルは世界一級ですが、一方でワクチン研究自体はさまざまな理由から後れをとっています。しかも前述のような理由で日本で臨床試験をするのは容易ではありません。となると、国産ワクチンが開発されてきても、外国のワクチンと肩を並べて使えるような状態になるまでには時間がかかるということになります。すなわち、日本で作ったから必ずしも安全とは言えないわけです。

以上のように考えると、「国産ワクチンだから安全」というのは、期待を込めた単純論にすぎないということになります。

ただし、私は国産ワクチンを作ることが必要であると考えています。というのは、今後、いつまた次の新しい感染症がはやり始めるかわからないからです。そのときには、そのためのワクチンを国内で開発できて、よいものができたら大量生産ができる体制が必要です。この点、自前のワクチンが開発できていれば、海外での感染の程度に影響されることなく安定した生産が可能であり、供給状況の改善も期待できます。

## Q 新型コロナ経口治療薬は本当に有効なのか?

**A:** 新型コロナに対する経口治療薬についてはいくつかの製品が開発中です。メルク社からはモルヌピラビルが開発され、臨床試験が進行中です。当初の発表では、軽症から中等症患者に対して投与をすると、重症化リスクが60％程度減ったとのことだったのですが、最近の報告[※2]ではその数字が30％ぐらいにまで下がっています。

一方、日本政府がモルヌピラビルの重症化予防効果に期待をして、160万人分の量を買い上げたとのことです。この薬剤は、いわゆる「核酸アナログ」製剤で、ウイルスRNAの複製過程でRNA鎖が伸長する際にRNA鎖の中に取り込まれ、RNAのコピーミスを引き起こします。これが繰り返し起きると、ウイルスには致死的突然変異と呼ばれる重大な変異ができて、結果としてウイルスが生存できなくなります。

一方、ファイザー社からはパクスロビド（日本での販売名は「パキロビッド」）という経口治療薬が開発されています。会社からの発表では、新型コロナ感染者の重症化リスクを約9割抑制できたとのことです。これは、ウイルスの3CLプロテアーゼ（別名メインプロテアーゼMpro）というタンパク質分解酵素の働きを阻害する薬剤（PF-07321332）と既存の抗HIV薬であるリトナビルの二つを組み合わせた、いわゆる合剤です。

新型コロナウイルスでは、細胞の中で増殖する際に最初は複数のウイルスタンパク質がつながった形で作られるのですが、あとから3CLプロテアーゼによってつながったタンパク質が切り分けられて、個々の機能性タンパク質ができます。ところが、3CLプロテ

※2 https://www.nature.com/articles/d41586-021-03667-0?utm_source=Nature+Briefing&utm_campaign=30e63a734d-briefing-dy-20211213&utm_medium=email&utm_term=0_c9dfd39373-30e63a734d-44723317

アーゼの機能が阻害されると、つながった形のタンパク質が切り分けられず、それぞれのタンパク質が機能的にならないためにウイルス粒子がうまくできなくなり、感染のプロセスが止まります。また、リトナビルは、PF-07321332の分解・排出を止める薬剤なので、PF-07321332の血中濃度を高め、タンパク質分解酵素阻害作用を強めます。

さて、これらの薬剤の有効性ですが、これまでのデータを見ると、新型コロナの重症化を抑えることに関しては、明らかに効果があると思われます。特にパクスロビドの場合には重症化を9割近く抑えるとのことですので、間違いなく有効でしょう。そして、パクスロビドもモルヌピラビルも、どちらもウイルスのスパイクタンパク質とは無関係に働くので、変異株に対しても期待すべき効果が見られるはずです。

ただし、いずれの薬剤でも問題となりうるのは、いわゆるオフターゲット効果（期待する標的以外に薬剤が働く可能性）と、ウイルスの耐性株が生まれる可能性です。

まず、モルヌピラビルです。最近発表されたある論文[※3]では、モルヌピラビルの代謝産物のβ-D-N4-hydroxycytidine（以下、ＮＨＣ）が新型コロナウイルスに致死的突然変異を入れるだけでなく、試験管内でヒトの培養細胞に変異を起こす、すなわち、ＮＨＣが変異誘導物質であることを示しています。新型コロナの治療期間は短期で、通常、モルヌピラビルを一日2回、5日間投与というもので、長期投与ではありません。また、現状では妊婦には

※3 Zhou, S. et al., *J Infect Dis*, 224(3):415, 2021

使ってはいけないということになっています。今のところ、短期間の投与でどのぐらいのＮＨＣが体内でできるのか、そしてそれが変異誘導物質として働くことはないのかについてはまだはっきりとした報告がありません。

次にパクスロビドです。先に述べたようにこの薬剤はタンパク質分解酵素阻害剤とその代謝を抑える薬剤リトナビルとの合剤です。リトナビルはいろいろな薬剤の代謝を抑えることから、一緒に使えない薬剤がかなりあることがこれまでにわかっています。たとえば、抗不整脈剤や循環器疾患のための薬剤、一部の抗凝固剤や精神安定剤、痛風の特効薬であるコルヒチンなどは、リトナビルを使っているときには使えません。リトナビルによって代謝が阻害されることから、一緒に使うと血中濃度が上がりすぎて、困ったことになるのです。高齢者では、これらの薬剤投与を受けている人がかなりいて、知らずに使うと大変なことになる可能性があります。

つまり、これらの薬剤で新型コロナの重症化をある程度抑えられるとしても、その他の好ましくない作用のために使い方が少し難しいということになります。またパクスロビドの場合にはウイルスの耐性株が出る可能性についても指摘されています。Ｃ型肝炎やエイズの治療で見られていることですが、抗ウイルス薬を使うと、それに耐性を示すウイルス株がしばしば生まれてきます。この問題は、実際に多くの人に投与をしてみるまではわからず、今後の課題となるでしょう。

すでにアメリカやイギリスがどちらの薬剤も認可しており、臨床現場でも使用されています。これらの国々では、感染者数がいまだに毎日数万人と非常に多いので、近いうちに数十万～100万人程度に対して投与がされることになると思います。したがって、薬効や副作用に関する短期的な結果については、1～2ヵ月も経てば海外から先に見えてくるはずです。

経口治療薬については日本の製薬会社のシオノギが低分子量抗ウイルス薬「S-217622」を開発中です。この薬も、ファイザー社のパクスロビドと同様に、ウイルスの増殖に必要な3CLプロテアーゼを選択的に阻害するものです。一日1回、5日間経口投与します。2022年2月7日、臨床第二相試験の前半部分が終了して69症例がそろい、現在、厚労省に薬事（製造販売）承認を申請中とのことです。

会社が発表した抗ウイルス効果は、実際のデータがグラフの形では示されず、言葉で述べられているだけです。それを見ると「4日目（3回投与後）にはウイルス力価の陽性患者割合をプラセボ群と比較して約60～80％減少。ウイルス力価が陰性になるまでの時間の中央値を、プラセボに対して2日短縮」と述べられています。しかし、ウイルス力価は通常、時間とともに大きく変化するので、実際の時間的経過を見ないと効果判定は困難です。それに、ウイルスが消えるまでの期間が2日短くなったということがどのぐらいの臨床的意味を持つのかは現時点では不明です。

この点、臨床症状に及ぼす影響は、「S-217622投与により、COVID-19に特徴的な臨床症状の改善傾向を確認した」「S-217622投与群では、投与後に入院あるいは入院に準ずる療養が必要となる重症化患者の発生はなかった」と書かれているのですが、わずか69例では重症化する例は非常に少ないはずで、入院するほどの重症化患者がいなかったというのは有意な知見とは思われません。また、「高度、重篤ならびに治験中止の原因となる有害事象は見られなかった」ということも、少数例（69症例）の治験なので、判断ができません。より踏み込んだ判断には、今後、国際的に発表される論文を見て、データの詳細を吟味する必要があります。

経口治療薬に対する期待が高まるのは理解できますが、あまり前のめりになる必要はありません。日本は「後出しジャンケン」でもいいので、その臨床データをしっかりと眺めてから使うかどうか考えるべきでしょう。感染が制御できている間は、様子を見ていても遅くはないと私は考えています。

## Q ゲームチェンジャー「抗体カクテル療法」は安全なのか？

**A**：抗体カクテルとは、新型コロナウイルスのスパイクタンパク質に結合してウイルスの感染性を中和する2種類の抗体を混ぜたもので、中外製薬・リジェネロン社が共同で出しているロナプリーブがあります。この抗体はデルタまでは強い効果があったのですが、オミクロンにはほとんど効きません。

それから、これは1種類の抗体ですが、グラクソスミスクライン（GSK）社が出しているゼビュディ（別名ソトロビマブ）があります。この抗体は、もともとはSARSウイルスに対するものとして得られたのですが、SARSウイルスと新型コロナ（SARS-CoV-2）ウイルスとが共有する部分に結合することから、どちらのウイルスにも働いてその感染性を抑制します。さらに、新型コロナの場合、その重症化のリスクを7割ぐらい減らします。オミクロンに対しても重症化予防効果があります。

ロナプリーブもソトロビマブも、感染の早期に点滴で静脈内注射をしますが、皮下に注射してもほぼ同等の効果があることがわかっています。ただし、感染が進むと、ウイルスは細胞内で増殖し、一方、抗体は分子量が大きいために細胞内には入れないことから、抗体による治療効果が薄くなります。したがって、感染がわかったらすぐに投与することが大事です。

それでは、この抗体療法には困った副作用があるのでしょうか？　幸いなことに大きな副作用はきわめて少ないようです。ただし、まれに全身的なアレルギー症状であるアナフィラキシー症状が起きます。具体的には、全身のかゆみ、じんましん、吐き気・嘔吐、息苦しさや冷や汗が出て、ひどいときには血圧が下がり、手足が冷たくなったりします。放置すると大事になることがありますが、多くの場合、アドレナリン投与によりただちに軽快します。また、これとは別に、インフュージョンリアクションといって、点滴後に熱が出たり、悪寒や吐き気、または不整脈や胸の痛みを訴えたりする場合があります。はっきりとした原因は不明ですが、すぐに点滴を中止して様子を見る必要があります。しばしば、抗ヒスタミン剤や副腎皮質ホルモンの投与が効果を示します。

以上、抗体医薬の投与によって見られる副反応には重篤なものはほとんどなく、医師がその場にいれば十分に対応が可能です。

## Q 変異株の出現によって抗体カクテルが効かなくなることはあるのか？

A：今問題になっている新型コロナウイルスの変異株の一つ、オミクロンにはたくさん

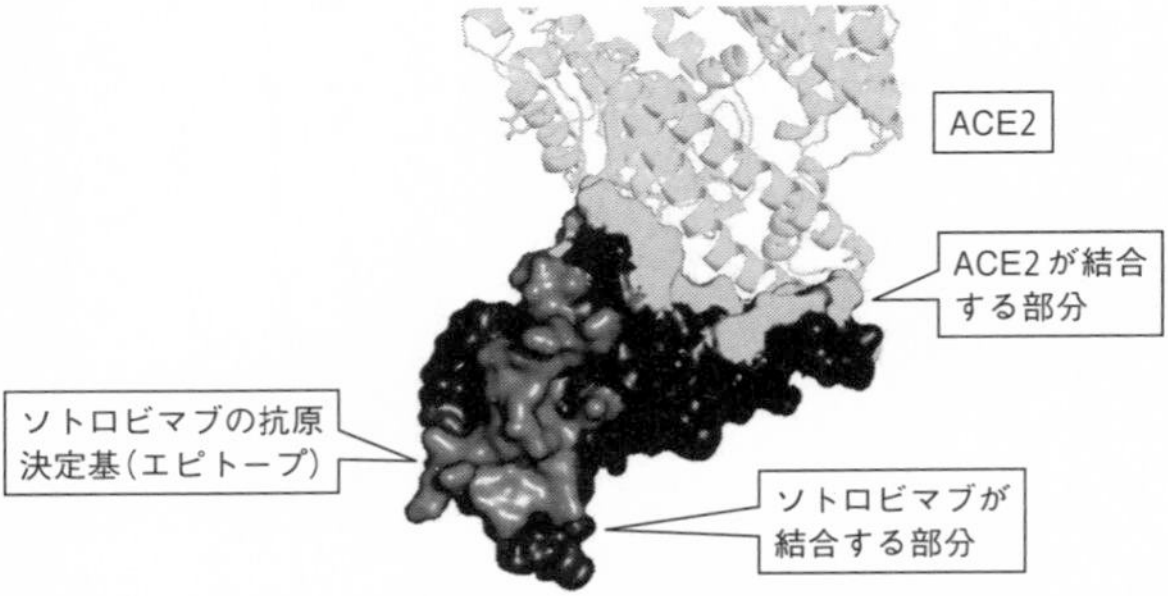


**図9-3　ソトロビマブは、新型コロナウイルスのスパイクタンパク質がヒトの受容体ACE2と結合する部位から少し離れたところに結合する**

(Gupta Aetal, *New Englj Med*, Oct27, 2021. https://www.nejm.org/doi/full/10.1056/NEJMoa 2107934)

の変異が入っていて、その多くがヒトの細胞に結合する部位に存在しています。この部位に変異が入ると、ウイルスの感染性に影響を与え、さらにワクチンや抗体の効果にも影響を与えることがあります。この点、一つ気になるのは、重症化予防に高い効果を持つ抗体医薬が効きにくくならないかということです。

たとえば、重症化予防の切り札として使われている抗体カクテル、ロナプリーブ(中外・リジェネロン)は、2種類の抗体(casirivimab + imdevimab)の混合物ですが、オミクロンにはこれらの抗体が結合する部位に変異が入っているので、前述のごとく、効果がないことがわかりました。

これは心配な話です。しかし、幸い、日本ではもう一つの抗体医薬「ゼビュディ」(グラクソスミスクライン社。以下、一般名であるソトロビマブと呼ぶ）が２０２１年9月7日に認可されています。このソトロビマブはオミクロンに効くでしょうか？　そこで、これまでに報告されている論文を調べてみました。答えは「効くであろう」です。

まず、ソトロビマブは、新型コロナウイルスのスパイクタンパク質に結合します。その部位は、スパイクタンパク質がヒトの細胞と結合する場所（＝ＡＣＥ２との結合部位）とは反対側に存在します（図９－３）。

そして、その部位はＡＣＥ２結合部位とは重なっていません。さらに、その部位にはオミクロンで見られる特徴的な変異は入っていません。以上のことから、もしオミクロン感染が起きても、ソトロビマブは重症化予防の効果があることがわかっています。

## Q 安価で副作用の少ないイベルメクチンが認可されないのはなぜか？

**A**：イベルメクチンは、寄生虫を排除するための駆虫薬です（開発者の大村智博士はこの業績で２０１５年ノーベル生理学・医学賞を受賞しました）。ところが、試験管内の実験[※4]で新型コロナウイルスを細胞に感染させるときにイベルメクチンを共存させると、感染がきれいに阻害されたのです。このことから、イベルメクチンが新型コロナウイルスの治療にも有効か

※4　Caly, L. et al, *Antiviral Res.* 178, 104787, 2020

もしれないということで、アメリカで臨床試験が始まりました。

当初の成績は良好で、イベルメクチン投与で重症化が止められるのでは、と大きく期待されました。ところが、その後の二重盲検方式で行われた臨床試験では、この結果は再現されず、むしろ、あまり芳しくない結果となっています。さらに、この間、臨床試験でイベルメクチン投与により死亡率が9割減となったことをエジプト人研究者が報告したのですが、データの信憑性に疑義があるという指摘があり、その論文が撤回されました。[※5] この事件は、『Nature』では、本論文のデータがきわめてずさんでまったく信用できないと酷評されています。[※6] さらに、その後、イギリスから発表されたイベルメクチンの効用を示す論文が、[※7] このインチキ論文のデータを参考にして書かれていたことがわかり、その論文も信用できないとなりました。これに加えて、文献的解析では世界的に最も信頼度が高いとされる『Cochrane Library』も「COVID-19の治療にはイベルメクチンの使用を勧めるだけのエビデンスがない」と結論づけています。[※8]

また、薬理学的な解析からも、イベルメクチンが新型コロナの治療や予防に効くのかどうか、疑われます。ある薬理学専門誌に載った論文では、[※9]「イベルメクチンは試験管内では2マイクロモルという濃度で新型コロナウイルスの増殖を50％阻害するものの、この濃度は通常のイベルメクチンの服用によって得られる体内濃度の約30倍であり、理論的には

※5　https://www.researchsquare.com/article/rs-100956/v3
※6　https://www.nature.com/articles/d41586-021-02081-w
※7　Bryant A et al, *Am J Ther*, 28(4):e434, 2021
※8　https://www.cochranelibrary.com/cdsr/doi/10.1002/14651858.CD015017.pub2/full
※9　*Clinical Pharmacology & Therapeutics*, 108(4):762, 2020

たとえ通常の10倍量を1回服用しても必要濃度には達しない」と指摘されています。つまり、通常服用する量のイベルメクチンでは、新型コロナウイルスに影響を与えるだけの血中濃度が得られないということです。

一時、特効薬かもしれないともてはやされたアビガンがまさにそうでしたが、試験管内では効果を示すものの、生体内では必ずしも同じ効果が見られてはいません。この理由は、生体内では薬剤が種々の血液成分に結合し、そのために、薬剤の吸収速度、分解速度、排出速度などが影響を受けるので、試験管内で効果の強い薬剤が必ずしも期待どおりには働くとは限らないからです。

これに関して、つい最近、『International Journal of Antimicrobial Agents』という国際誌にイタリアの研究グループから報告[※10]がありました。イベルメクチンの第二相臨床試験の結果についてです。この雑誌は、本分野では一定の評価がありますので、それなりに意義のある報告と思ってよいでしょう。

この研究では、COVID-19感染者93名を(1)プラセボ群、(2)イベルメクチン600μg/kg(低用量投与群)、(3)イベルメクチン1200μg/kg(高用量投与群)の3つの群に分けました。そして、それぞれの薬剤を5日間投与し、その2日後に各群被験者の鼻腔でのウイルス量を測定するとともに、臨床経過を観察し、さらに一部の人たちで血中の

※10 Buonfrate, D. et al, *Int J Antimicrob Agents*, 59(2):106516, 2022.

イベルメクチン濃度を定量分析しました。

その結果、（1）、（2）、（3）の群の間でウイルス量には有意差はなく、臨床経過にも違いは見られませんでした。そして、血漿中のイベルメクチン濃度は、（2）、（3）のいずれでも最高で100～400ng／mℓで、例外的に（3）の1例のみで1082ng／mℓでした。

これまでに、試験管内では、イベルメクチンがSARS-CoV-2の増殖を抑えることがわかっていますが、その場合のIC50（増殖を50％減らす最低濃度）は2マイクロモルで、換算すると1750ng／mℓです。ということは、前述のような生体濃度ではとてもウイルス増殖は抑制できないであろうと考えられます。

つまり、この研究では、イベルメクチンの高用量投与群であってもウイルス増殖を止めるのに必要な体内濃度が得られていなかったということになり、なぜイベルメクチン投与によっても被験者のウイルス量が減らなかったのかが説明できます。すなわち、高用量投与でもウイルスを減らすのに必要な濃度が血中で得られていなかったということになります。本論文では、以上のことから、イベルメクチンの臨床試験以外の投与は実際に行うべきではないとしています。

否定的な知見が徐々に積み上がっていくなかで、2022年1月31日、日本の製薬会社が、イベルメクチンがオミクロンに対しても抗ウイルス効果があると発表しました。しかし会社の発表文書[※11]を見ると、どのような検定方法を用いたのかがまったく記載されておらず、「非臨床試験」とだけ書かれています。もしかすると試験管内のデータだけなのかもしれません。あるいは一定の数の人に投与した、いわゆる観察試験の結果なのかもしれません。医薬品の効果検定は最終的には二重盲検試験で行われるべきです。したがって、この結果からイベルメクチンがオミクロン流行にも効果があるかのように解釈するのは、まさに「早計に失する」ということになります。より詳しいデータの発表が望まれます。

治療効果の評価とは別に、副反応の問題があります。新型コロナの重症化予防のためにイベルメクチンを多くの国民に配布するのがよいとおっしゃった医師や専門家の方々がおられます。しかし、この方々はイベルメクチンの副反応情報を十分に把握しておられるのでしょうか。頻度は低いですが、イベルメクチンでは、肝障害や血小板減少、さらには、皮膚の発疹、発赤、水ぶくれ、ただれを含む重い皮膚・粘膜障害（スティーヴンス・ジョンソン症候群という病気で、これで亡くなる場合もあります）も報告されています。他にも、全身性血管炎、せん妄（突発性の精神障害）、不整脈、うっ血性心不全、異型肺炎、肝機能異常……と種々の副作用が報告されていて、その多様さはワクチンの比ではありません。これを見ると、とても希望者にあらかじめ渡してコロナ予防に飲んでもらうというような薬剤ではないということがわかります。

※11　https://www.kowa.co.jp/news/2022/press220131.pdf

また、心配なのは、催奇形作用です。『Lancet Global Health』という医学誌に発表された論文では、イベルメクチンを妊婦が服用したときの影響について、1990年から2008年までに発表された147の論文を解析した結果を報告[※12]しています。それによると、イベルメクチンの妊婦への投与により早産や流産は見られていないものの催奇形性の有無については断定するだけのエビデンスがないという結論です。

医薬品はどれもゼロリスクではありません。投与することによって得られるメリットと副作用によるデメリットを慎重に比べる必要があります。イベルメクチンはもしかすると新型コロナに対して一定程度の効果があるのかもしれませんが、これまでの二重盲検による臨床試験では確たる答えが出ていません。そのような薬を多くの国民に配布するというのは、あまりにも大雑把な話であるように私には思えます。

## Q 爆発的に感染拡大したインドが変異株による流行を抑えられたのはなぜか？

**A**：インドでは、これまでに新型コロナの感染者総数が4298万人超（2022年3月12日時点）と、世界ではアメリカにつぐ第2位の感染大国です。2020年6月ごろから始まった感染第1波は、2021年初頭にはなんとか収まったのですが、2021年3月

※12　Nicolas, P. et al, *Lancet Glob Health*, 8(1):e92, 2020

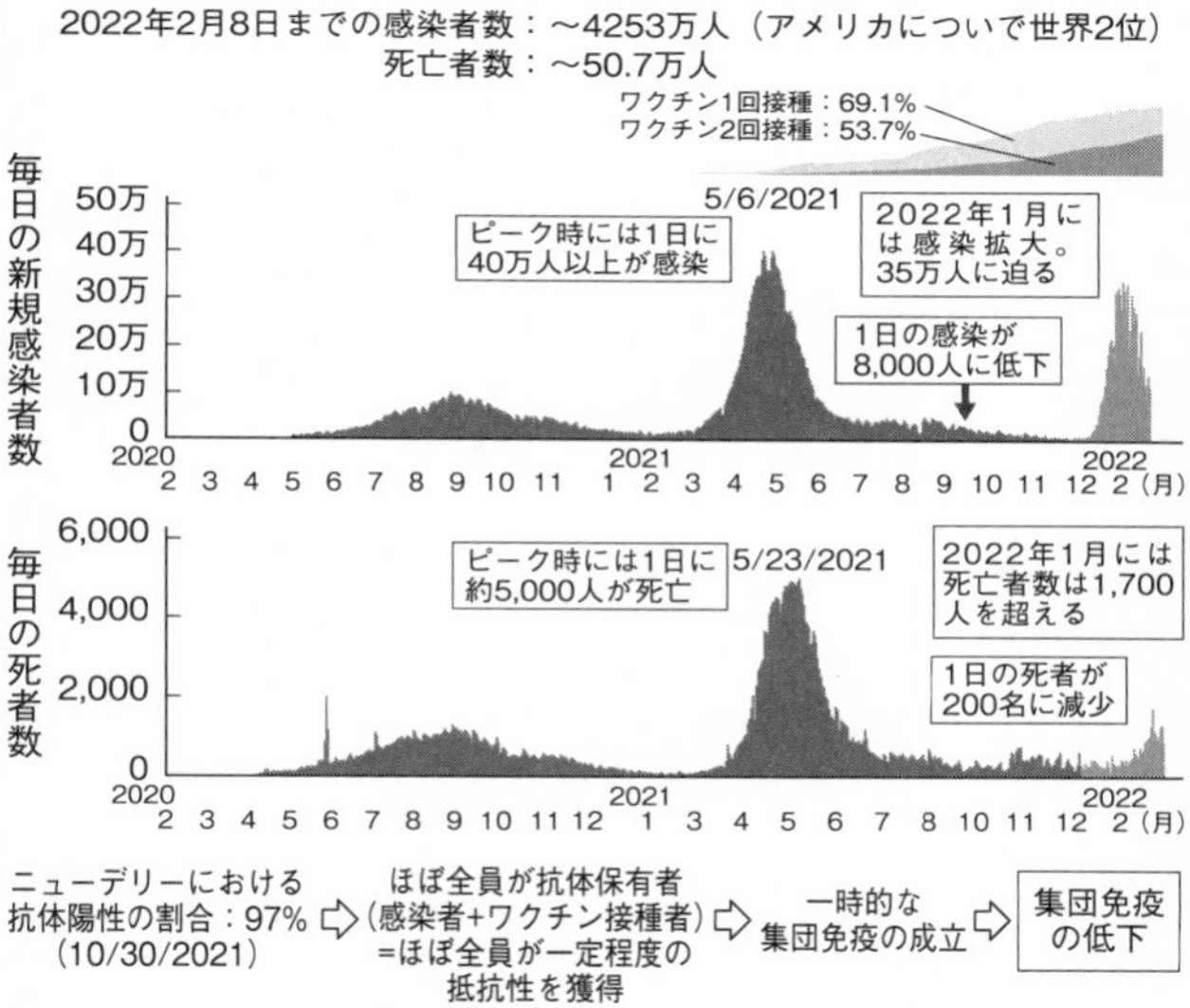


**図9-4　インドの感染状況（～2022年2月8日）**（Worldometerから引用）

ごろから第2波が始まりました。デルタによる感染勃発です。これにより、急激に感染者が増え、2021年5月前半には一日の感染者数が全国で40万人以上となり、さらにピーク時には一日の死者数が5000人を超えるという、惨憺たる有様となりました。その後、同国ではワクチン接種が進み始めたのですが、2022年1月末になってようやく接種率が50%を超えた状態です。しかし、不思議なことに、2021年夏以降は感染者数も死者数も大きく減りました。たとえば、12月中旬には一日の新規感染者数は8000人以下、死者は一日200人程度となっています。12月時点では国民の約6割がワクチン接種を1回のみ、あるいはまったく受けていない状態なのに、デルタの流行がほぼ収まりました(図9-4)。これはどうしたことでしょうか?

それには訳がありそうです。感染者が非常に多かった首都ニューデリーを見ると、2021年10月末の段階でなんと97%もの人たちが抗体陽性となっていたのです。[※13] その時点でのワクチン1回接種者の割合は5割を切るぐらいでしたから、残りの約5割の人たちはおそらく自然感染によって抗体陽性になったのだと考えられます。

新型コロナの場合、一度感染をすると免疫ができて数ヵ月は再感染を起こしません。また、ワクチンも2回接種をすると数ヵ月は免疫が持続します。インドでは、自然感染にしろ、ワクチン接種にしろ、どちらかを経験した人たちが短期間(おそらく半年程度)の間に急激に増え、多くの人たちが抵抗性を獲得した可能性があります。つまり、一時的には集団免疫ができたかのように見えます。

しかし、集団免疫は長続きしないはずです。新型コロナでは、自然感染でも、ワクチン接種でも、時間が経つと免疫のレベルが下がってきます。したがって、集団免疫状態はできたとしても一時的なものでしょう。

事実、オミクロンが流行を始めた2021年12月以降、新規感染者数が急増し、202

※13 https://www.asahi.com/articles/ASPBY75PZPBYUHBI02F.html

2年1月20日には、一日のインドの新規感染者は約35万人にもなりました。これはデルタ変異株の感染のピーク（40万人）に匹敵する状態です。死亡者数こそピーク時よりは少ないものの、2月2日には一日の死亡者数が約1700人となっています。つまり、一度はあたかも集団免疫が得られたかのように見えたのですが、事前に予想されたとおり、たいして強いものではなく、感染性の高いオミクロンには勝てず、感染爆発が再び起こってしまったのです。

反ワクチン派の方々が主張するように、自然感染で良質の免疫が獲得されて集団免疫の状態になっていれば、このような惨状にはならなかったはずです。インドの状況は、自然感染によって一時的に集団免疫が獲得されたように見えても、それは弱いもので、しかも長くは続かず、感染性の高い変異株に対してはまったくの無力であることを示しています。

幸い、3月に入り、インドではオミクロンの流行はピークを超えましたが、自然感染による集団免疫には一時的な効果しか望めないので、油断できる状況ではありません。

どなたかが「新型コロナはインフルエンザ程度。自然感染で集団免疫を獲得すればよい」と言っておられましたが、とんでもありません。インドの真似をすることはありません。繰り返し強調しますが、新型コロナでは自然感染により集団免疫を得ようとしてもその効果は一時的です。一方で自然感染が広がる間に、高齢者を中心にたくさんの重症者や死亡者が出ます。治っても後遺症に悩まされる人も出てきます。さらに、これまでのものよりもっと怖い変異株が出てくる可能性もあります。

インドでの一時的に見られた感染収束は、感染対策における「成功モデル」ではなく、むしろ「反面教師的な事例」と考えるべきだと思います。

## Q 行動制限には効果がないのではないか？

A：最近よく訊かれる質問の一つが、「繁華街や主要駅などで見られる人出は感染の流行と本当に関係するのか？」、言い換えると「行動制限に意味があるのか」です。

注：人出のことをしばしば「人流」と言う人がいますが、中国語では「人が流れる」とは、人工流産すなわち堕胎という意味とのことです。そこで、私は人流という言葉は使わずに、以前からの人出という言葉を使います。

では、人出や接触を減らさないと感染は制御できないのでしょうか？　人出制限の最も厳しいのが、都市封鎖、いわゆるロックダウンです。この方法は、中世ヨーロッパで流行した疫病ペストに対する対策として編み出され、治療法がない感染症に対して時に応じて用いられてきました。実際、14世紀のペスト流行時に北イタリアの都市ミラノでは城門を内側から封鎖して周囲との交流を一定期間、完全に絶つことによって流行から免れたという事実があります。

この点、新型コロナのような短期間で病気の帰結がわかる感染症（＝感染後に治癒するのか、重症化するのか、あるいは亡くなるのかが、1〜2ヵ月あればわかるような感染症）では、理屈から考えれば、ロックダウンは意味があるはずです。たとえば、社会で感染が勃発したときに、全員が3ヵ月間のロックダウン、すなわち、3ヵ月間、家に籠もって、症状が出ようが、悪化しようが、亡くなろうが、外部からの助けを得ずに自宅に籠もったとしましょう。すると、3ヵ月の期間を終えて外に出てくることができるのは、感染しなかった人か感染症から治った人だけとなるはずです。つまり、その時点では、社会にはコロナ感染者はもういない、という状態になります。

しかし、実際は、なかなかそうはいきません。食料や水の供給がなければ自宅に籠もり続けることはできません。その間に経済がうまく動かなくなります。また、ロックダウンを守ろうとしない人もいます。ロックダウンは、中国が行ったように、感染のごく初期にきわめて厳格な方法（西欧諸国であればできない非人権的なやり方）でやればそれなりの効果があるはずなのですが、効果的に実行するのは容易ではありません。それに、いったん社会の中に一定数以上の感染者が混ざってしまうと、たとえ全員が自宅に籠もっても家庭内感染が起こり、さらに、感染者がロックダウンを守らずに外に出ると他の人を感染させてしまう可能性があります。

このようなことから、ヨーロッパ諸国では新型コロナに対してロックダウン政策がしばしば行われてきたものの、実際は今でも感染が流行している国がほとんどであり、感染制御には成功していません。つまり、ロックダウンの有効性は限定的であることが明らかです。

それでは、ロックダウンとまではいかなくても、一定程度の外出制限はどうでしょうか。最近では「携帯電話などの位置情報と感染者数の関係を調べるかぎり、買い物や娯楽などでの外出と感染者数には明らかな相関がない」という意見[※14]のほうが多いと思います。

私もこれはそのとおりであり、外出をしたからといって感染リスクが上がるのではなく、感染リスクを回避する行動、すなわち、マスク着用、3密回避、通風・換気の励行などをしっかりとしていれば大丈夫、と考えています。つまり、外出先でもこれまでと同様に、リスク回避行動をしっかりと取ることが大事だということです。

多くの構成員からなる社会の中では、いくら自分だけが行動制限をしてもその効果には限界があります。家族や職場で一緒に仕事をする人たちが普通に外出して、多人数と接触していれば、どこかで感染してウイルスを自宅や職場に持ち込むからです。つまり行動制限だけでは感染は防げません。行動制限は無駄とはいいませんが、あまり神経質すぎるの

※14　https://www.asahi.com/articles/ASNBJ33MCNBHULBJ00N.html

は考えものです。出先で慎重にリスク回避行動を取れば、感染リスクは最小限にできるはずです。

## Q ワクチンパスポートの有効性は

**A：**ブレイクスルー感染のリスクが高い社会では、ワクチンの2回接種を証明するワクチンパスポートも、ＰＣＲ検査や抗原検査による陰性証明書も、あまり当てにはなりません。新型コロナの場合、症状が出る前から他人に感染させるだけでなく、感染してからも無症状の人が多く、抗原検査より鋭敏なＰＣＲ検査であっても全体の3割ぐらいが見落とし（＝感染しているにもかかわらず検査が陰性となるケース）になります。つまり、一度の検査で陰性であっても陰性の証明にはならないのです。特に、感染者が多い地域だと、先に述べたごとく、ウイルスを浴びる量が多いので、ワクチン2回接種をしながら感染をするブレイクスルー感染者が出てきて、証明書の信憑性が低くなるのです。

そうであれば「ワクチンパスポート」という言葉は誤解を与えることになります。「パスポート」というと、何かそれさえ持っていれば大手を振って何かができる、という印象を与えますが、「ワクチンパスポート」の場合には、それほどの信憑性があるとは限りません。私は、何か書類を携行することにより感染リスクの程度を証明するのであれば、書類自体の名前を「接種証明書」というような別の呼び方にするほうがいいように思います。そのような名前であれば、個人が必要な接種を終えたことを示すだけであり、その人の感染の有無を証明するものではなくなります。

同様のことが「陰性証明書」にも言えます。よく職場などで「ＰＣＲ検査などの検査を受けて、コロナにかかっていないことを示す陰性証明書をもらってくるように」と言われるという話があります。しかし、ＰＣＲ検査が陰性であっても、一時的に陰性であったというだけだったかもしれず、感染に関して陰性かどうかはわかりません。したがって、ＰＣＲ検査が陰性であったという「検査報告書」を得ることはできますが、感染をしていないという意味での「陰性証明書」を得ることはできないはずです。以上のことから、感染対策として「ワクチンパスポート」、「接種証明書」や「検査報告書」などの携行を求める場合には、その効力についてよく理解することが必要だと思います。

## Q ワクチン接種率が非常に低いアフリカ諸国で感染が広がらないのはなぜか？

**A：**第7章では、ワクチン接種率が低い国ほど、新型コロナの感染者数や死者数が多い傾向があると説明しましたが、世界にはこれに合致しない国も存在します。第１章でも紹介しましたが、南アフリカではワクチン２回接種率が29％にすぎませんが、人口１００万人当たりの感染者数は６万０９５３人（２０２２年３月10日時点）で、人口１００万人あたりの死亡者数は１６４６人（同）にとどまっています。ワクチン２回接種率64・４％のアメリカや同73・２％のイギリスよりもはるかに感染者が少ない状態です。ナイジェリアにいたっては、わずか４・１％のワクチン接種率にもかかわらず、人口１００万人当たりの感染者数は日本の約38分の１、死者数は14分の１にとどまっています。

worldometer のデータを見ると、２０２２年３月10日の時点で、ケニア、ウガンダ、ガーナ、ナイジェリア、マダガスカル、スーダンなどアフリカの多くの国では新型コロナによる死亡率は日本よりずっと少なく、本当に感染者が少ないようです。これに対して、これらの国々のワクチン接種完了率は20％以下と非常に低い状態です。

新型コロナ感染が世界に拡大し始めた当初、公衆衛生対策が遅れ、医療体制が整っていないアフリカ諸国では感染爆発は避けられず甚大な被害が発生すると危惧されていました。しかし、そうした事態は今のところ起きていません。それどころか、２０２２年３月11日時点では全アフリカにおける累計感染死者数は25・１万人で、世界全体の累計感染死者数に占める比率は４・１％にすぎません。

ワクチンに反対する一部の人は、アフリカのデータに注目し、ワクチン接種自体がむしろ感染・発症・重症化・死亡リスクを高めており、すべての元凶がワクチンにあると主張しています。

しかし、私の分析は異なります。ワクチン接種率の低さと死亡率の低さが関係しているように見えるのは単なる偶然で、何らかの別の要因で、アフリカ諸国では、新型コロナの流行が欧米のように広がっておらず、感染者数自体が少なくすんでいると見るべきです。それゆえに、ワクチン接種率が低くても、感染者や死者数が少ないのです。

実は、これと似た状況が南米でありました。

パンデミックが起きた2020年は南米全体で新型コロナの感染者が一様に少なく、ブラジルのボルソナロ大統領は「コロナは風邪程度、たいした病気ではない。ワクチンは不要」と言っていました。ところが、まったく彼の予測とは異なり、その後、ブラジルは感染者が激増し、2022年3月12日時点では、累積感染者数が約2930万人、累計死亡者数は65万人を超え、世界で3番目に多い感染者と2番目に多い死者を出した国となりました。背景には、ワクチン接種の進み方が遅く、使用したワクチンのかなりのものが中国製であったことも影響したといわれています。そして、ブラジルの周辺の国々でも感染者が急増し、コロンビア、ペルー、チリ、アルゼンチンなどでは死者数が大きく増え、大変な状況となっています。おそらく、当初は新型コロナ感染を起こしにくくさせる何らかの「障壁」、たとえば、何らかの特殊な生活習慣や環境、その国の人口構成、交差免疫の程度、などが南米にはあったのかもしれませんが、入ってくるウイルス量が増えてくると、その壁は簡単に乗り越えられてしまったように見えます。

ここでアフリカの話に戻ります。立命館大学国際関係学部教授の白戸圭一氏は新型コロナウイルス感染がアフリカで少ない一つの要因として、人口構成を挙げています。[※15]

年齢別人口構成比の観点から考えると、アフリカにおいて新型コロナの犠牲者が相対的に少ない理由は、ある程度説明できるようにも思われる。国連統計を見ると、65歳以上の高齢者人口が総人口に占める割合は2019年現在、世界平均が9・1%、日本が28・5%と世界最高であるのに対し、サハラ以南アフリカは3・0%にすぎず、地域別では世界最低である。反対に25歳以下の若年層が総人口に占める割合は世界平均の41%に対し、サハラ以南アフリカは62%と地域別で最高だ。新型コロナ感染症は、高齢者や基礎疾患のある人のほうが重症化しやすく、若年層のほうが軽症ないし無症状で終わる確率が高いことは周知のとおりである。つまり、人口の大半が若年層であるアフリカでは、総人口に占める重症者の割合が低く、仮に統計に計上されない感染者が多数存在していたとしても、軽

※15　https://globe.asahi.com/article/14275614

症ないし無症状のまま感染をやり過ごし、自然治癒している人が多い可能性がある。

確かに、若年層は感染しても軽症ですむことが多く、それが統計上、一部見過ごされている可能性はあります。また、アフリカでは重症化する高齢者の絶対数が少ないので、死者数が増えにくいということもあるでしょう。

しかし、新型コロナウイルスは、年代を問わず人々に広く感染します。特に、変異株の場合は、行動性の高い若年層に感染しやすく、それがいずれ中高年層に広がります。したがって、たとえ若年層が知らないうちに感染して治癒したとしても、中高年層ではそうはいきません。このようなことから、私は、アフリカもいずれ感染者や死者数が増えてくるのではないかと危惧しています。２０２１年秋以降、チュニジア、リビア、モロッコ、南アフリカ、エジプトなどの国々では感染者数が増加する傾向にあります。ロイター通信社のCOVID-19 Trackerというサイトを見ると、約27日ごとに１００万件の新たな感染者がアフリカでは報告されています（２０２２年2月7日時点）。南アフリカでは、オミクロンの流行は収束傾向にありますが、油断はできない状態です。

つまり、タイミングの問題で、流行は遅くきたとしても、いったん流行が始まると、アフリカでも他の大陸同様に感染が急速に広がる可能性があるのです。ワクチンの接種率も低いのですから、いったん感染が広がり始めると、急激に感染者数が増える恐れがあります。

ここで、一つご注意いただきたいのは、アフリカ諸国の「ワクチン接種率が低い」ことと「感染者や死亡者が少ない」ことの間には、「相関関係」はあるものの、両者には「因果関係」が証明されていないことです。一見すると密接に連動している事象であっても、二つの事象に因果関係がない例は枚挙に暇がありません。

第5章でも述べたとおり、大半の国ではワクチン接種による感染・発症・重症化・死亡リスクの低減効果は統計的にも確認されており、その科学的なメカニズムもわかっています。ワクチン接種と感染リスクの低減効果には因果関係があるのです。

仮に反ワクチン派の方が主張するように、ワクチン接種に感染や重症化を促進する効果があるのであれば、世界中でそれを裏付けるデータが出ているはずですが、実際は異なります。

図9－5は、大陸別に見たワクチン必要回数接種完了率と人口100万人当たりの死亡者数の推移です。大陸別に分類したのは、国別で見ると、感染対策やワクチン接種が国ごとに著しく差があるためバイアスがかかり、全体的な傾向が見えづらくなるためです。また感染者数ではなく、死亡者数にしたのは、統計的な取りこぼしが多いと予測される感染者数より死亡者数のほうが感染状況を正確に補捉するためです。

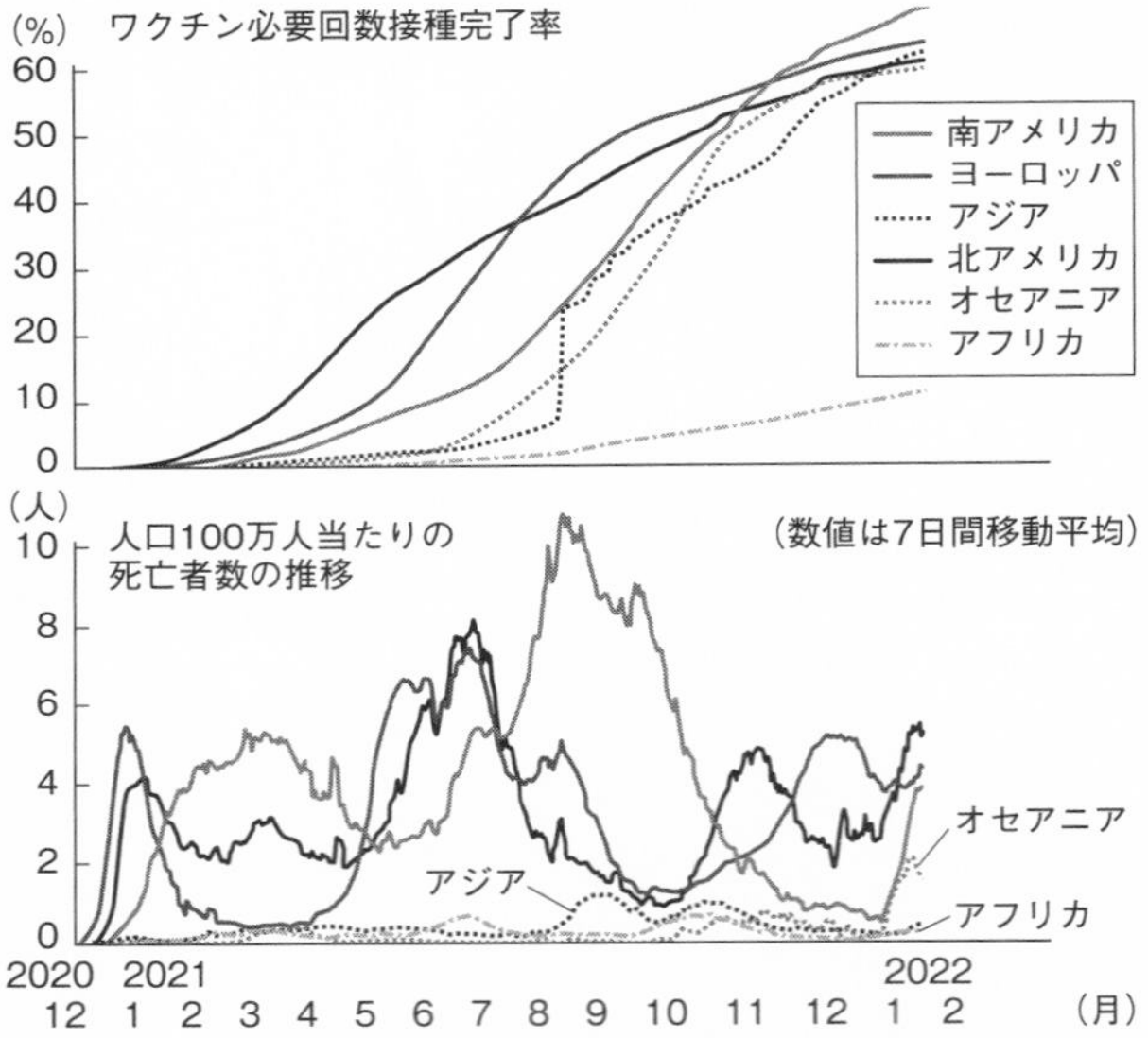


**図9-5 大陸別に見たワクチン必要回数接種完了率と人口100万人当たりの死亡者数の推移（〜2022年2月10日）**

（Our World in Detaより引用）

ワクチン接種率のグラフを見ると、アフリカの接種率が約10％程度と、他の大陸よりも著しく低いことがわかります。その他の大陸ではおおむね60％前後です。

一方、人口１００万人当たりの死亡者数で見ると、アフリカとアジアが一貫して低いことがわかります。これに比べてその他の大陸は、時期によってかなり変動していることがわかります。反ワクチン派が主張するようにワクチン接種が感染や重症化を促進しているのであれば、接種率が高まるにつれて、どの大陸でも死亡者数が右肩上がりに増えていくはずですが、実際にはそのようにはなっていません。むしろ、ワクチン接種が本格化した2021年半ば以降、死亡者数の軌跡は下降のトレンドに入っているように見えます。グラフを見るかぎり、アフリカは一貫して死亡者数が低く、ワクチン接種率と死亡者数の間にははっきりとした相関関係は見えません。

新型コロナをめぐる情報で注意しなければならないのは、情報の切り出し方によって、まったく相反する印象を作り出すことができる点です。たとえば、2022年3月10日時点(以下同)で、ワクチン2回接種率が4・1%で、人口100万人当たりの死亡者数が日本の約14分の1であるナイジェリアと、2回接種率が70%以上にもかかわらず感染制御に失敗しているイギリスやスペイン、イスラエルなどを抽出すると、「ワクチンは効果がないどころか有害である」という印象を作り出すことができます。

ところが、中国(2回接種率が88・0%、100万人当たり死亡者数3人)と韓国(2回接種率85・8%、100万人当たり死亡者数198人)、世界最悪レベルの感染状況にあるブルガリア(2回接種率29・6%、100万人当たり死亡者数5258人)の3ヵ国を抽出すると、「ワクチンの効果は絶大である」という印象を作り出すことができます。いずれのケースも事実に基づいていますが、与える印象は正反対です。

正しい理解のためには、恣意的に切り出されたデータではなく、データ全体を俯瞰する必要があります。さらにいえば、前述したように「相関関係」だけでは何も語ることができないので、背後に隠れている「因果関係」の立証が必要です。

## Q 主たる感染ルートがトイレであるという説があるが本当か？

**A：**感染症や免疫学の専門家でない一部の方々が「SARS-CoV-2の主な感染経路は、糞口感染で、ウイルスが大便とともに体外に排出されて、それが口から入るために感染をする」「このウイルスは、トイレを拠点にして感染を広げる」などと言っていますが、これはどの程度正しいのでしょうか？

文献を調べてみると、糞口感染は、可能性として否定はできませんが、かなり確率が低い話であることがわかります。

この糞口感染の可能性が大きくクローズアップされたのは「香港の高層アパートで異なる階の複数の住人が、おたがいにまったく接触がなかったのに感染した。調べてみると、トイレの排水管がつながっていた複数の家での感染であった。もしかすると、トイレの排水管を介して糞便の飛沫が到達して、感染が広がったのかもしれない」という報告[※16]からで

※16　https://www.acpjournals.org/doi/10.7326/M20-0928

す。しかし、この報告では、採取されたウイルスのゲノム解析がなされていないために、はたして1種類のウイルスが複数の家に広がったのかが不明であり、しかも、感染発覚後にトイレや居室を消毒してしまったために、それぞれの家で実際にウイルスが見つかっていません。つまり、同じウイルスがトイレの排水管を介して複数の家に広がったというのは推測にすぎず、実際には証明されていないのです。この例からは、ウイルスがいわゆる糞口感染をする（大便からウイルスが排出されて口に入り、感染が成立する）かについては、断定することができません。

一方で、新型コロナ感染患者の大便からは、ウイルスの存在がしばしば確認されています。ＰＣＲ検査で大便を調べると、報告によって陽性率が異なりますが、10〜50％ぐらいにウイルスが見つかり、特に、下痢便の場合には半数ぐらいでＰＣＲ陽性になるとされています。そして、試験管内では腸管の細胞にSARS-CoV-2を感染させることができ、生体内でも腸管を含む消化管内壁の上皮細胞でウイルスが増殖していることが報告[※17]されています。

腸管の上皮細胞にはSARS-CoV-2の感染に必要なＡＣＥ２とTMPRSS2の両方の分子が発現しています。さらに、腸管細胞内にウイルスが感染していると、周囲の組織に炎症が見られ、その程度はウイルス増殖の程度におおむね比例していることもわかっています。

つまり、SARS-CoV-2は、確かに腸管に感染してそこで増殖し、その一部は糞便に排出さ

※17　Guo, M. et al, *Nat Rev Gastroenterol Hepatol*, 18:269, 2021

れます。そしてウイルスがしばらくは体内に持続して存在し、腸管上皮細胞がウイルスの「棲《す》み処《か》」となる可能性も示唆されています。

しかし、大便由来のウイルスが人に感染するためには、ウイルス自体に感染性がある必要があります。ところが、文献をよく調べてみると、大便中に感染性のウイルスが検出されたという報告が若干はあるものの、多くの論文ではCOVID－19患者の大便からは感染性ウイルスはきわめて低濃度検出されるだけか、むしろ陰性のことのほうが多い[※18]、とされています。そして、その理由をみると、SARS-CoV-2は胃液と混ざるとわずか10分で感染性を失い（一方、ロタウイルスはこの操作では感染性を維持している）、腸液と混ぜても感染性が大きく低下するとのことです[※19]。

つまり、消化管内腔壁ではウイルス粒子が存在したとしても、ウイルス感染を防ぐメカニズムが立派にあるのです。ただし、インフルエンザなどではウイルスが痰などにくるまれることがありその場合にはウイルスが殺されにくくなり、感染性を持ったまま腸管にまで到達することがあるとされています。したがって、すべてのウイルス粒子がこのメカニズムで完全に不活化されるかどうかはわかりません。しかし、SARS-CoV-2患者の大便からはしばしばウイルスが検出されはするものの、感染性ウイルスが検出されることはまれなことなので、SARS-CoV-2が大便から人にうつるというのは確率的に非常に低いと思わ

※18　Wölfel R et al., *Nature* 581(7809):465, 2020, Zang R et al., *Sci Immunol*, 5:eabc3582, 2020, Albert S et al., *Eur J Clin Microbiol Infec Dis*, 40:2665, 2021
※19　Zang R et al., *Sci Immunol*, 5:eabc3582, 2020

れます。

WHO（世界保健機関）も「SARS-CoV-2が大便あるいは尿を介して人に感染したことが証明された例はこれまでにない」[※20]としています。

以上から、SARS-CoV-2の主たる感染ルートがトイレであるという主張には十分な科学的なエビデンスはありません。その可能性があったとしても、きわめてマイナーな感染ルートでしょう。しかし、完全に否定はできないので、トイレを流すときには蓋を閉めてからすること、自宅以外のトイレで通風・換気の悪い場合には他のトイレを探すこと、トイレ使用後は必ずよく手洗いをすること、などは大事なことです。

## Q どうしてオミクロンに対する改良型ワクチンがすぐに出てこないのか？

**A：**ｍＲＮＡワクチンは、標的とするウイルスの塩基配列さえわかれば、すぐに製造できると言われています。ところが、ｍＲＮＡワクチンが作られてから何種類もの変異ウイルスが出現しているのに、改良型ワクチンはいっこうに市場に出ていません。それはどうしてでしょうか？
一つの問題は、変異ウイルスは通常、一定期間しか流行せず、時とともに消えてしまう

※20　https://www.who.int/news-room/commentaries/detail/transmission-of-sars-cov-2-implications-for-infection-prevention-precautions

可能性があることです（本書7－4）。このために、企業側としては、そう簡単には特定の変異ウイルスのみを標的とするワクチンを市場に出そうとしていないようです。実際、ファイザー社もモデルナ社もデルタやオミクロンのｍＲＮＡワクチンの試作品を作っていて、感染予防効果があることを確認しているのですが、本格的な臨床試験を行う前にデルタの流行が収まってしまいました。ワクチンの開発と製造には多額の費用が必要なので、企業としては市場で売れるという確信がなければ、大規模な臨床試験や製造ラインの構築には踏み切れません。そのためにいつまで経っても、変異ウイルスに対応する改良型ワクチンが登場しないのです。

オミクロンを標的にしたワクチンには、これとは別の「技術的な壁」があります。当初はあまり理解されていなかった問題ですが、実は大事な点です。それは、オミクロンが多くの遺伝子変異を持ち、その半分以上がヒトの細胞に結合する領域であるスパイクタンパク質上のＲＢＤ（receptor binding domain）領域に存在することです（本書1－1）。ファイザー製やモデルナ製のｍＲＮＡワクチンは、このスパイクタンパク質を標的にしています。なかでもＲＢＤ領域には免疫の目印（エピトープ）が多く、この部分が主な抗原として機能します。ワクチン接種によってできる抗体の一部はウイルスのＲＢＤ領域と結びつくことでヒト細胞に結合するのを阻害し、ウイルスの感染能力を中和することができます。すなわち、中和抗体です。

しかし、やっかいなことにオミクロンに存在する変異の多くはまさにこのＲＢＤ領域に存在しており、中和抗体を作るのに必要な免疫の目印（エピトープ）が大きく減っているのです。目印の数が少ないと、ワクチンを接種しても確実に感染を防ぐために必要な量の中和抗体ができません。

中和抗体はウイルスがヒトの細胞に取り付くのを防ぐための初期防御に重要であり、中和抗体ができる量が少ないと、ワクチンの感染予防効果が下がります。

こうなると、せっかくオミクロン用のワクチンを作っても、既存のものと同様に、２回接種しても十分な効果が望めないということになります。実際、『Nature』の２月14日号でも、オミクロン用ワクチンをサルやマウスなどの実験動物でテストしたところ、これまでのワクチンと同等かそれ以下の効果しかもたらさなかったということが報道[※21]されています。

どうやら、オミクロンに対しては、従来のようなＲＢＤ領域を主たる標的としたワクチンでは十分な感染予防効果ができないので、このままでは従来のワクチンと同様に繰り返し追加接種が必要になりそうです。もっと効果の高いワクチンを作るためには、ＲＢＤ以外の別の領域を標的とする必要がありますが、これは簡単なことではありません。

このように書くと、ワクチンの有用性が失われたように思われるかもしれませんが、繰

※21　https://www.nature.com/articles/d41586-022-00003-y

り返し説明しているとおり、ワクチン接種によってできる抗体は中和抗体だけではありません。接種によって重症化を防ぐさまざまなメカニズム（中和抗体以外の抗体、ＮＫ細胞、Ｔ細胞など）が強化されるので、ワクチン接種にはそれに見合う効果があります。特に、重症化を防げるという点です。一方で、時間経過とともに感染予防効果が下がるというのは、大きな弱点でもあります。

ワクチン接種で中和抗体ができにくいということは、自然感染によっても感染を防ぐだけの中和抗体ができにくいことを意味します。すなわち、オミクロンについては、反ワクチン派の主張とは異なり、自然感染による集団免疫の成立はきわめて困難で、免疫が獲得できたとしてもきわめて弱く、短期間しか維持されないものでしょう。

# おわりに

21世紀の大きなパンデミックとなった新型コロナウイルス感染症（COVID-19）は、われわれがこれまで経験したことがない、まったく新しい病気でした。そのために、この病気の原因、病態、予防法や治療法については、ここ約2年間、ほぼ毎日、新たな情報が次から次へと入ってくるという状態でした。このような情報提供は、専門家からだけではなく、明らかに専門ではない方々や、さらにはまったく分野外の方々からも行われ、このために、新型コロナの情報氾濫といってもいいような状態が起きました。さらに、この状況に輪をかけたのが、テレビのワイドショーやSNSなどで拡散される不確かな情報でした。

その結果、巷に溢れる情報は玉石混淆となり、一般の方々には本当に何が真実なのか見えにくくなってしまったのです。「正しく知る」ことが「正しく恐れる」ことにつながるのですが、実際は、不確かな知識に基づいた過剰な楽観論、悲観論などが世の中を賑わせてきました。実に残念なことです。

今回の本は、『新型コロナ　7つの謎』『新型コロナワクチン　本当の「真実」』につづく3冊目です。新型コロナウイルスのワクチンや変異株について、正しい知識をわかりやすく提供するのが本書の目的です。話の根拠を明らかにするために、あえて元の論文やそのデータなどを示しましたが、かえってそのために細かすぎるとか読みにくいという感想を持つ方がいらっしゃるかもしれません。しかし、科学で大事なことは正確に知ることです。一方で、科学的根拠のない情報は憶測であり、さらにはデマともなりかねません。

今後、SARS-CoV-2がどのように変わっていくのか予想は難しいですが、オミクロンに続く変異株が登場すれば、さらなる感染の大波が襲ってくるかもしれませんし、一方で、突如として感染が収束することもあるでしょう。ここしばらくは新型コロナに翻弄される日々が続くでしょうが、新しいワクチンや治療薬の開発も進んでおり、状況は確実に好転していくはずです。

一方で、新型コロナ以外の病原体への備えも怠ってはなりません。パンデミックを起こす危険のある病原体はSARS-CoV-2に限らないからです。いずれ新たなパンデミックが起きることを覚悟しておくべきです。それは来年かもしれないし、5年、10年先かもしれません。でも、そのような有事の際に大事なのは、正しい知識にもとづき個人レベルで正しい対策を立てること、そして正しく行動することです。本書がそのために必要な知識提供の一助となれば幸いです。本書を終えるに当たり、編集担当の高月順一さんをはじめとする講談社学芸部の皆さんに厚く御礼申し上げます。また、家内の悦子は私の原稿を読んで、一般人の立場からコメントしてくれました。関係者の皆さんに深く感謝します。

講談社現代新書　2657

# 新型《しんがた》コロナの不安《ふあん》に答《こた》える

二〇二二年三月三〇日第一刷発行

著者　宮坂昌之《みやさかまさゆき》 

発行者　鈴木章一
発行所　株式会社講談社
東京都文京区音羽二丁目一二―二一　郵便番号一一二―八〇〇一
電話　〇三―五三九五―三五二一　編集（現代新書）
〇三―五三九五―四四一五　販売
〇三―五三九五―三六一五　業務
装幀者　中島英樹
印刷所　豊国印刷株式会社
製本所　株式会社国宝社
定価はカバーに表示してあります　Printed in Japan



N.D.C. 492　268p　18cm
ISBN978-4-06-527720-1

## 「講談社現代新書」の刊行にあたって

教養は万人が身をもって養い創造すべきものであって、一部の専門家の占有物として、ただ一方的に人々の手もとに配布され伝達されうるものではありません。

しかし、不幸にしてわが国の現状では、教養の重要な養いとなるべき書物は、ほとんど講壇からの天下りや単なる解説に終始し、知識技術を真剣に希求する青少年・学生・一般民衆の根本的な疑問や興味は、けっして十分に答えられ、解きほぐされ、手引きされることがありません。万人の内奥から発した真正の教養への芽ばえが、こうして放置され、むなしく滅びさる運命にゆだねられているのです。

このことは、中・高校だけで教育をおわる人々の成長をはばんでいるだけでなく、大学に進んだり、インテリと目されたりする人々の精神力の健康さえもむしばみ、わが国の文化の実質をまことに脆弱なものにしています。単なる博識以上の根強い思索力・判断力、および確かな技術にささえられた教養を必要とする日本の将来にとって、これは真剣に憂慮されなければならない事態であるといわなければなりません。

わたしたちの「講談社現代新書」は、この事態の克服を意図して計画されたものです。これによってわたしたちは、講壇からの天下りでもなく、単なる解説書でもない、もっぱら万人の魂に生ずる初発的かつ根本的な問題をとらえ、掘り起こし、手引きし、しかも最新の知識への展望を万人に確立させる書物を、新しく世の中に送り出したいと念願しています。

わたしたちは、創業以来民衆を対象とする啓蒙の仕事に専心してきた講談社にとって、これこそもっともふさわしい課題であり、伝統ある出版社としての義務でもあると考えているのです。

一九六四年四月　野間省一

## 自然科学・医学



K

## 心理・精神医学

331 異常の構造――木村敏
590 家族関係を考える――河合隼雄
725 リーダーシップの心理学――国分康孝
824 森田療法――岩井寛
1011 自己変革の心理学――伊藤順康
1020 アイデンティティの心理学　鑪幹八郎
1044 〈自己発見〉の心理学　国分康孝
1241 心のメッセージを聴く　池見陽
1289 軽症うつ病――笠原嘉
1348 自殺の心理学――高橋祥友
1372 〈むなしさ〉の心理学　諸富祥彦
1376 子どものトラウマ――西澤哲

1465 トランスパーソナル心理学入門――諸富祥彦
1787 人生に意味はあるか　諸富祥彦
1827 他人を見下す若者たち　速水敏彦
1922 発達障害の子どもたち――杉山登志郎
1962 親子という病――香山リカ
1984 いじめの構造――内藤朝雄
2008 関係する女　所有する男――斎藤環
2030 がんを生きる――佐々木常雄
2044 母親はなぜ生きづらいか――香山リカ
2062 人間関係のレッスン　向後善之
2076 子ども虐待――西澤哲
2085 言葉と脳と心――山鳥重
2105 はじめての認知療法――大野裕

2116 発達障害のいま――杉山登志郎
2119 動きが心をつくる――春木豊
2143 アサーション入門――平木典子
2180 パーソナリティ障害とは何か――牛島定信
2231 精神医療ダークサイド　佐藤光展
2344 ヒトの本性――川合伸幸
2347 信頼学の教室――中谷内一也
2349 「脳疲労」社会――徳永雄一郎
2385 はじめての森田療法　北西憲二
2415 新版　うつ病をなおす　野村総一郎
2444 怒りを鎮める　うまく謝る　川合伸幸